健康生活館

Healthy Life

65

張步桃解讀傷寒論〈方劑篇〉

國家圖書館出版品預行編目（CIP）資料

張步桃解讀傷寒論. 方劑篇／張步桃著. -- 二版.
-- 臺北市：遠流, 2014. 02
面；　公分. --（健康生活館；65）

ISBN 978-957-32-7360-8（平裝）

1. 傷寒論　2. 中藥方劑學

413.32　　103001388

健康生活館 65

張步桃解讀傷寒論

——方劑篇——

作者——張步桃醫師
主編——林淑慎
特約編輯——陳錦輝
封面設計——李俊輝
封面攝影——陳輝明
發行人——王榮文
出版發行——遠流出版事業股份有限公司
臺北市 104005 中山北路一段 11 號 13 樓
郵撥／0189456-1
電話／2571-0297　傳真／2571-0197
著作權顧問——蕭雄淋律師
2006 年 5 月 16 日　初版一刷
2023 年 12 月 1 日　二版十刷
售價新台幣 280 元

ISBN 978-957-32-7360-8
YLib 遠流博識網
http://www.ylib.com
E-mail:ylib@ylib.com

張步桃解讀傷寒論

方劑篇

張步桃醫師◎著

目錄

自序

經常在演講或下筆屬文時談及治病如作戰，必須精通兵法，嫻熟韜略，故為醫須精研《黃帝內經》，熟讀仲景醫書；而決勝千里，則又必須擁有各種精良武器，故熟諳方劑學迺不可或缺；但縱使精通佈陣之術，復有船堅砲利，若缺乏充足彈藥，亦難獲最後勝利；是故對每種藥之屬性、功能療效了然於心，三者不可分割。三十餘年，臨床以《內經》、仲景醫學為辨證依據，處方遣藥則以仲景方藥為依循，輒一劑知、二劑已，如桴鼓之相應。

《內經》有七方「大、小、奇、偶、複、緩、急」，則仲景傷寒方有大陷胸湯、小陷胸湯，有大建中湯（出自《金匱要略》）、小建中湯，有大青龍湯、小青龍湯，有大承氣湯、小承氣湯，有大柴胡湯、小柴胡湯等大小之別。而奇方者，甘草湯、蜜煎導法、豬膽汁導法、土瓜根導法、文蛤散、燒裩散等單方；亦有組成藥味為一、三、五、七、九奇數者，固可稱之為奇方；但若組成藥味為偶數，而其劑量總和為奇數者，亦可稱為奇方。相對組成藥味為二、四、六、八、十之偶數稱之為偶方，但其劑量總和為奇數者稱之為奇方亦無不可也。奇偶之運用，《內經》云：「奇之不去則偶之，偶之不去則奇之。」蓋貴在靈活變化耶！被稱為複方者，乃甲方加乙方、或甲方加乙方再加丙方……，如甘草湯一味藥，再加桔梗稱之為甘桔湯或桔梗湯即成為複方；又如桂枝湯服後須啜「熱稀粥」亦稱為複方，因熱稀飯也是湯方，可用作饑餓時之救命仙方也！至若桂枝湯合麻黃湯而成：桂麻各半湯、桂枝二麻黃一湯、桂枝二越婢一湯、葛根湯、大小青龍湯；桂枝湯合小柴胡湯為柴胡桂枝湯、柴胡桂枝乾薑湯；桂枝湯合承氣湯為桂枝加大黃湯等皆然也！其他之複方多不勝數，其中又以《金匱要略》中之薯蕷丸、溫經湯多達四個方。而緩者，藥性溫和，療效緩和；急者，藥性峻烈，療效迅速。

臨床辨證論治，須視病情輕重、證狀表現予以處方，用方之多寡不一，但非如某些少數同道五、六個方，甚至有多達十七個方湊在一起，名之曰大小包圍或稱之為亂槍打鳥實不為過。這就是為何要潛心鑽研仲景醫學之緣由，因仲景傷寒方：一、簡：組成簡單（超過十味藥者僅麻黃升麻湯十四味、烏梅丸十二味、柴胡龍牡湯十一味三方，餘皆在十味藥以下）；二、便：使用方便；三、廉：價錢低廉；四、效：療效顯著。

傷寒方在現行《醫宗金鑑》版本中有117方，實際常用者約三分之一，若同時配合同屬仲景之金匱要略方，因應現代諸多文明病或危急重證，已綽然有餘。許多成功病例已結集刊布在遠流出版之《張步桃治大病》及知音出版社出版之《病案推理—張步桃治百病》一、二輯書中，頗受同道與讀者喜愛。但請讀者萬勿照書中所載逕自到藥肆配藥，以免有所貽誤也！

至於書後三則附錄，其一是台北市中醫師公會邀請資深中醫臨床經驗傳承研討會中，講演仲景方藥運用之內容；附錄二係因應聽眾詢及用仲景方治療腫瘤病之回答重點；附錄三則是在台灣中醫家庭醫學會演講仲景方在陰虛體質上之運用。三則內容皆與本書內容息息相關，故將其收錄書後。

去歲（二○○五年）十月遠流出版公司為筆者出版《張步桃解讀傷寒

論—藥物篇》時，因方劑篇尚未整理完妥，故使讀者有所期待。今依學士後中醫系吳建東君（台大動物系畢業後考取後中）根據數載跟診觀察心得所做統計（如第一篇後之附表），從傷寒論117方中，選擇其中筆者臨床常用方四十餘方加以解析，仍請甲申（二〇〇四）年整理《張步桃治大病》之謝發嶽君協助。期間謝君陪同女公子啟彥遠赴北京中醫大學深造，作業停頓逾月，幸於丙戌（二〇〇六）年三月完稿，經遠流出版公司精心編輯，終於問世，差堪告慰。期能對同道與讀者，有所助益，是所企盼！是為序。

張步桃

寫於丙戌年青年節・百佛居

第1篇

仲景方劑解說

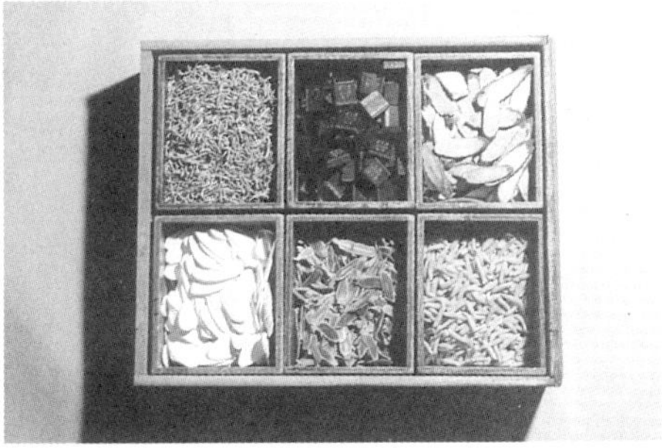

1 仲景方劑組成及運用要領經驗談

在中國醫學史上，對仲景方較有研究且整理得較有條理系統的前賢，除了王叔和先生還有兩位。其一是明朝的柯琴（又名柯韻伯）先生，另一位是明朝的徐靈胎先生，又名徐大椿。

柯琴先生將《傷寒論》研究並整理成《傷寒來蘇集》。「蘇」應與「疏」同義，意指說明與解釋，所以《傷寒來蘇集》的第一部分，是針對《傷寒論》原條文逐一解釋說明。第二部分〈論翼〉，是柯琴先生本身學術思想的重點，也就是柯琴先生對《傷寒論》的看法，內容包含六經病解，而最精彩的內容是「製方大法」，讀完製方大法幾乎就已讀完《傷寒論》。第三部分〈附翼〉是柯琴先生將傷寒百餘方，從桂枝湯開始逐一解說，因為內容豐富，也就被清朝宮廷御醫吳謙先生編纂之《醫宗金鑑》收錄傷寒方義四十餘方在集注部分。

另一位明朝的徐靈胎先生，將《傷寒論》分為十二大類，例如桂枝湯系列、麻黃湯系列、白虎湯系列、承氣湯系列、梔子豉湯系列……，稱為《傷寒約方》。這本《傷寒約方》被民國初年姜佐景先生納入《傷寒論精簡讀本》一書內，姜佐景先生屬近代人物，民國六十年左右往生。

要談仲景方，應該從《內經》的七方談起。柯琴先生的《傷寒來蘇集・傷寒論翼》最後一篇，就是談仲景的製方大法，完全符合《內經

》精神。《內經》的七方就是大、小、奇、偶、複、緩、急。有所謂的大方、小方。大方如大青龍湯、小青龍湯，大承氣湯、小承氣湯，大柴胡湯、小柴胡湯，大建中湯、小建中湯，大陷胸湯、小陷胸湯，就是所謂的大小。我們所舉的方劑都出自《傷寒論》，唯一的例外是大建中湯。

至於大小的區分，如照柯琴意見是以組成藥味多、用藥劑量比較重的為大。但往往並不全然，如大青龍湯七味、小青龍湯八味，大承氣湯四味、小承氣湯三味，大建中湯四味、小建中湯六味，所以不拘藥味。而劑量也未必，例如大小承氣湯的大黃就等量，只是大承氣湯的厚朴用八兩，小承氣湯的厚朴用二兩，大承氣的枳實用五枚，小承氣湯枳實三枚，有些符合柯琴所說，有些又並非如此。

奇方與偶方意思是指組成藥味單數稱奇方，偶數的稱偶方。單一味藥是奇方，甘草湯即是，小柴胡湯七味、四逆湯三味、桂枝湯五味，組成都是單數，稱為奇方。偶數如芍藥甘草湯、甘草乾薑湯、桔梗湯都是二味，麻黃湯四味、麻杏甘石湯四味，就是偶方。不過，桂枝湯五味稱奇方，麻黃湯四味稱偶方；桂枝湯組成是五味稱奇方沒錯，但從劑量上又不盡然，如桂枝三兩、芍藥三兩、甘草三兩、生薑三兩，加起來共十二兩，加紅棗十二枚，所顯示的都是偶數，不妨稱為偶方。麻黃湯稱偶方，但麻黃用三兩、桂枝二兩、甘草一兩，合計六兩，杏仁用七十枚，呈現出偶數，也代表了奇偶的數據，稱偶方不在話下。如藥味加起來雖然偶數，但劑量卻奇數可稱奇方，如苓桂朮甘湯的茯苓四兩、桂枝三兩、白朮二兩、甘草二兩，四味藥劑量十一，稱奇方未嘗不可。所以有時可以總組成藥味的單數偶數為奇方偶方，也可從劑量輕重區分。

古代的藥房，會在藥櫃上擺著一具大算盤，除供算帳外，就是給醫師加減藥味劑量所用，畢竟藥味劑量一多或雜，仰賴心算難免錯誤，需要靠算盤總計，控制藥的劑量。

奇方偶方的內涵是如此，其實《內經》告訴我們：奇之不去則偶之，偶之不去則奇之。我們要善於變化，可以隨病情發展用奇方或偶方，不必拘泥。

複方是指甲方＋乙方、甲方＋乙方＋丙方，或甲方＋乙方＋丙方＋丁方等，可用一方以上治病。例如桂枝湯服後要啜熱稀粥，而熱稀粥也是一個處方，治餓病，這就是複方。桂枝湯可與麻黃湯合方，演變出桂麻各半湯、桂二麻一湯、桂二越婢一湯、葛根湯、大小青龍湯，全部都是桂麻合方。桂枝湯可與柴胡湯合方，演變出柴胡桂枝湯、柴胡桂枝乾薑湯。小柴胡湯可與承氣湯合方，演變出大柴胡湯、柴胡加芒硝湯及柴胡龍骨牡蠣湯。桂枝湯也可和承氣湯合方，演變成桂枝加芍藥湯、桂枝加芍藥大黃湯。桂枝湯的變方合方在《傷寒論》較少，《金匱要略》較多，如薯蕷圓、溫經湯，其中溫經湯合方最多，是由桂枝湯去棗，四物湯去熟地，麥門冬湯去棗、粳米，吳茱萸湯去棗加牡丹皮、阿膠。諸如此類，方與方合，即稱為複方。

緩方即是劑量較少，如麻桂各半、桂二麻一、桂二越婢一等方，都是桂枝湯麻黃湯的變方，例如桂枝湯的桂枝用三兩，緩方之類的劑量幾乎減少一半，如麻桂各半的桂枝十六銖，即不到一兩（二十四銖為一兩），芍藥、生薑、甘草都只一兩，尤其桂二越婢一的桂枝、芍藥、甘草、大棗劑量只用十八銖，從劑量上就知道作用緩和。另外小建中湯不但藥量較緩和，且有補養作用。又緩方亦指臨床療效和緩。

急方通常劑量較重或多，藥效快又明顯。我們可以大承氣湯、小承氣湯、調胃承氣湯比較，大承氣湯勢急，小承氣湯、調胃承氣湯則勢緩。大柴胡湯有大黃治急症，治實證；小柴胡湯藥效就緩，治虛證。大青龍湯有石膏，退熱就快；但小青龍湯就治緩症。大建中湯有蜀椒、乾薑，溫中就快；但小建中湯就是補養而緩。所以大柴胡湯、大承氣湯、大青龍湯、大陷胸湯都屬於急方；反之，小柴胡湯、小承氣湯、小青龍湯、小陷胸湯藥效緩，故屬於緩方。也就是說，內有一、二味性較烈藥效快的就是急方，同一病症雖用「小」但有補養作用，就是緩方。

我們也可從方劑分類之「處方用藥」「建議處方」「成方」區分緩急，凡「處方用藥」是指須經醫師處方才可用，如十棗湯、抵當湯等。「建議處方」則須經醫師或藥師指示者，如大承氣湯、大陷胸湯、大青龍湯等。「成方」如逍遙散、四物湯、小建中湯、麥門冬湯、四君子湯等。這些藥緩，所以西藥師爭取將成方上架以增商機，但商機是商機，中醫藥界的權益也應考量。

我們在介紹方劑之前，先說明仲景方的組成運用，目的是希望遣方用藥，要以《內經》為基礎，再臨證參酌，靈活運用。今後談方劑，我也會儘量引述《內經》，以提昇醫者素質水準，並避免對《內經》產生模糊印象。

2 仲景方為何是我的最愛

為什麼我幾十年來會對仲景方的推展不餘遺力？原因是我長期深深感受仲景方具有「簡便、廉、效」的特色。在傷寒方117方裡，超過十味藥的，只有三方。一是麻黃升麻湯，共十四味藥，儘管後代醫家、學者，尤其是柯琴先生的《傷寒來蘇集‧傷寒附翼》最後一方，即提到麻黃升麻湯應非仲景方；但到目前為止，本方仍收錄在傷寒方，大家就循古認為是仲景方。第二方是烏梅丸，如含醋、米飯則為十二味藥。第三方為柴胡龍牡湯，共十一味。除此外，傷寒方均在九味以下，從一味的甘草湯、蜜煎導法、土瓜根方，二味的桔梗甘草湯、芍藥甘草湯，三味的四逆湯，四味藥的麻黃湯、麻杏甘石湯，五味的桂枝湯，六味的小建中湯，七味的小柴胡湯、大青龍湯，八味的小青龍湯，到九味的柴胡桂枝湯。

這些藥方都很精簡，臨床效果又好。不若一些同道開方達四十多味，曾有一位考試委員，身體微恙，有同道製藥丸，附組成藥多達百餘味，從另一角度看，好似賣藥，有違治病本意。我曾在多次公開演講中，勗勉同道要審思明辨。如開方治病百餘味，何不從《本草備要》的第一味黃耆、甘草、人參組成的保元湯為基礎，一路抄錄？所以治病要審病求因，再辨證論治用方，就可達到治病目的。

當然，我在臨床上也多次遇到病患問：「就

這幾味藥，能治好病嗎？」甚至我開方只用一方時，病患也不明就裡：「一味藥就能治病？」他們不知一個方，也是多種藥物組成，誤以為一個方為一味藥。所以同道用藥被不明就裡的病患質問的困擾，我感同身受；但我們也要堅持立場原則。畢竟我們是醫家，不能以商業導向，忘了中醫真髓，甚至廢了真功夫。

我堅持用仲景方，除了「簡、便、廉、效」四字外，也遵循老祖宗的用藥君、臣、佐、使關係。還有藥性的相惡、相忌、相反、相畏、相殺、相剋、相須七情的原則。

用藥過多過雜，必然無所謂君臣佐使，造成的相殺、相畏就更難避免，甚至未蒙其利，先受其害。例如甘草反大戟，芫花、甘遂、半夏畏生薑。這七情反應都是老祖宗經年累月，甚至歷朝歷代累積的經驗。況且老祖宗都是以人體實驗，不若現代醫藥，是以兔子、老鼠實驗，科屬與人類不同，染色體不同，飲食不同，服藥造成腹痛、頭痛又不會講。能用在牲畜動物身上，未必能用在人類。

很多西藥經五年、八年使用在人類身上後，造成的後遺症更有如災難。就以日本發明治療孕婦妊娠嘔吐的沙利竇邁為例，止嘔效果很好，卻有很多孕婦產下兔唇嬰兒，或無耳、無肛門畸形現象，據說台灣也有數以千計嬰兒受害，輕重程度不一。但台灣人善良未求償，日本人則向藥廠求償多達六千多億，被迫關廠。

一種西藥新藥成品上市，須經多年實驗。第一階段是完成毒性、毒理實驗，第二階段是動物實驗，如小白鼠、兔子體外實驗，與人類同屬靈長類的人猿、猩猩又考慮耗費多，取得不易，所以還是以鼠、兔為主。動物實驗後才進行人體體內實驗，偏偏人權擴張，稍一不慎，官司纏身，甚至被迫停止實驗。早年中國大陸人口多，較不在乎死亡，很多沒有家屬的單身漢被充當體內實驗。

我很欽佩西藥製程的嚴謹態度，但幾十年來，看到大部分西藥，宣稱經十年、廿年的人力、經費投入研發實驗才上市，可惜三年、五年就下架。原因是後遺症多。換言之，西藥的壽命很短，目前僅存的大概只有阿斯匹靈用了上百年。

但中藥經人體實驗，無論《神農本草》《本草綱目》《本草備要》，都會記載其性味、功能、禁忌，如巴豆、附子、斑蝥會中毒，老祖宗也明確告訴我們炮製要領，只要具有毒性或多服損人，有後遺症的藥，遵炮製法去毒，使用時就無副作用。我個人臨床，具有毒性的藥能不用就不用，能避免就避免；但對社會上批評中醫中藥不科學就憤憤不平，因為他們不看本草經典，老祖宗的叮嚀哪些藥有毒，如何去毒，哪些是上品，我們中國人已使用幾千年，人口最多，一有傳染病很快就能控制疫情，都是依賴中醫中藥，怎可以偏概全說傳統中醫不科學！偏偏這些人又不能以科學的方法證明中醫中藥不科學。

記得民國八十九年台北國際會議中心舉辦仲景醫學學術研討會，我幾乎全程參與，並邀請大陸學者與會，北京中醫大學傅延齡先生也在受邀之列。其中一位教授提到合方的問題。他標榜經方與經方的合方、經方與時方的合方、時方與時方的合方的經驗。殊不知老祖宗早就有記載其經驗。如五苓散合小柴胡湯就是柴苓湯。五苓散是仲景經方，後來的時方平胃散，兩者合用為胃苓湯，因此經方與時方合。二陳湯是時方，平胃散也是時方，兩者合用稱陳平湯，即是時方加時方合。記得當時有一中醫師公會理事長特別提出要如何合方，其實只要甲方加甲方，或甲方加甲方加乙方，或甲方加乙方加丙方都是合方範疇。

仲景先生最多的合方是溫經湯，但用藥卻精簡。絕不是一位曾來跟診特考的同學提到，他跟過一位同道的診，竟看到他開出十七個方，這位同學當場納悶並請教他，據說這同道還大言不慚的說：「這是不傳之秘！」我行醫數十年，任衛生署公職對推廣中醫藥不遺餘力，只為保存老祖先智慧並發揚光大中醫藥，普及社會；但只要聽到「祖傳秘方，不可告人」「不傳之秘！」內心就湧起一股莫名之火！開出十餘方，還說不傳之秘，真辜負了仲景創制百餘方的精神。每位賢者前輩都儘量將其臨床經驗留傳後世，救人濟世唯恐不及，現在有人卻開口閉口說是「不傳之秘！」令人不解。

仲景方哪一不是不傳之秘，但他們卻願傳諸後世，更可貴的是用藥簡、便、廉、效。不若五、六方同用，甚至十餘方，卻不知君臣佐使或罔顧藥物相須、相殺……等七情，也難怪病人或社會大眾誤解中醫藥不科學。猶有甚者，一位四十二年次林姓患者，罹患腦血管病變，又病急亂投醫，只要聽到「秘方」就不惜代價求醫，據病人家屬稱某陳姓中醫師告之，一劑知，二劑轉機，三劑根治，但一天份藥收費一萬。且要求連拿二十一天藥，藥費二十一萬，病情卻未轉機。這行為較強盜的豪取強奪更可惡。

猶記前監察院長王作榮先生的夫人范馨香大

法官罹癌，一位同道拍胸保證一劑知、二劑有反應、三劑可根治，若不是王作榮先生公佈該同道其開方必用黃耆一兩、杜仲一兩、黨參一兩、枸杞一兩，我實在不知這幾味藥對肝癌助益多大；這也引發王作榮先生因感觸良多而在中時副刊投書〈求醫記〉，雖未苛責，卻也足以令我們汗顏。我們不必拍胸脯保證，因為有些病家之痼疾，縱是華佗、仲景也難醫治。

多年來，我見到健保虧損，見到同道開方使用貴重或保育類動植物，感慨萬千，所以才會鑽研仲景簡便廉效的方劑，臨床效果也好。願同道善用，一則節省資源，二則節省病家醫療費用，則國家幸甚，國民幸甚，醫界幸甚！

3 如何結合十劑法善用仲景方

在《張步桃解讀傷寒論—藥物篇》第31頁，談到仲景先生《傷寒論》是根據《黃帝內經》的學術思想，開創了「汗、吐、下、和、溫、清、消、補」八法治療病症。比如麻桂系列是汗法，瓜蒂散、梔子系列是吐法，承氣系列是下法，柴胡系是和法，四逆輩是溫法，白虎系是清法，五苓散、豬苓湯是消法，理中湯等是補法。讀者可以參閱該書了解仲景先生神乎其技靈活運用八法，達到治病效果。

本文要談的是東漢仲景之後，魏晉南北朝的徐之材，創制「宣、通、補、瀉、輕、重、滑、澀、燥、濕」十劑療法，以回顧仲景先生的先知灼見，為後世開啟十劑的創制思想基礎。

談方劑，要從商朝的宰相伊尹談起。自古英雄不怕出身低，孟子就說：「伊尹，聖之時者也。」伊尹是廚師出身，也是中國製作湯液的鼻祖。他能將各種素材調和製作出色香味俱佳、美味可口的菜色。當上宰相之後，調和鼎鼐，政通人和，正如老子所說：「治大國若烹小鮮。」

我們從事醫學的人要懂得辨證論治，化繁為簡；為國家生民大計的政治家或政府官員更應懂得「調和鼎鼐，政通人和」「治大國若烹小鮮」的道理。如此醫家能治病如神，政治家也能如廚師將食材調和，將不同族群意見融合一體，專注經濟，為民興利，使國家社會呈現色香味俱佳的祥和景象。

談到這裡，並看到現在國家、社會對立的亂象，讓我想起幾次去馬來西亞、新加坡演講，看到他們路上行人、車上乘客，甚至卡車、工程車上有馬來人、華人、印度人、印尼人，大家相安無事，充滿喜悅，為何我們有些政客總喜歡挑起族群或階級對立而虛耗國力？我多次在不同場合勸勉同道或學生，做為醫家除要有慈悲心外，還要有商朝伊尹「調和鼎鼐」的功夫，才是病患與家屬的福氣。

仲景方與十劑療法

仲景先生比魏晉南北朝的徐之材早很多年，但根據徐之材先生歸納的「宣、通、補、瀉、輕、重、滑、澀、燥、溼」用方分類十劑，我們可回溯探討如下：

1.宣可決壅

仲景先生的梔子豉湯、瓜蒂散，當胸膈積水痰飲或胸口緊悶造成不通，就可用這二個方劑催吐。

2.通可行滯

由於水份囤積身體某部位，導致泌尿系統小便不利，或痰飲導致身體組織異常，仲景先生用五苓散、十棗湯通利。尤以十棗湯內有大戟、甘遂屬大戟科，而芫花則屬瑞香料，含有強烈生物鹼，屬峻烈之品，而以利尿法使腹水消退，達到通可行滯的療法。

3.補可扶弱

我們身體因正虛而受外邪致病，因致病而體更虛弱，如心臟虛弱、低血壓導致畏寒肢冷、腦部缺氧或脾胃虛寒、脾失健運，仲景先生就用四逆輩的四逆湯、真武湯、附子湯、理中湯或小建中湯等滋補方劑治療。

4.瀉可去閉

閉與滯相較而言，閉較滯為嚴重。瀉可去閉，仲景的代表方有陷胸湯、承氣湯、抵當湯系列，因為這些方都有大黃製劑。一般宿食、宿便因發酵，使大腸蠕動不良，有時到發高燒不退，藉大黃生物鹼可清宿食宿便。在陽明病可以找到「拈衣摸床，神昏譫語」症狀，與現代的腦膜炎症狀相同，都是高燒引起，用瀉法可治危急重症。

5.輕可去實

這「實」是指八綱辨證的「陰、陽、表、裡、寒、熱、虛、實」的實，實就是實證。邪氣實，如風邪、寒邪導致實證，用葛根湯、麻黃湯等，內有麻黃，麻黃與木賊同樣，都是輕劑，輕劑通常有發散作用，達到去實效果。

6.重可鎮怯

所有礦石介殼類藥材都有鎮靜作用，仲景的代表方如旋覆代赭石湯，就是藉代赭石的重達到鎮逆、降逆，如氣逆噁心、食道逆流，用本方效果就很好。依我臨床經驗，服本方，我會交代患者大小便如出現紅色，是因代赭石是紅色的，不用擔心。又如腦內壓、腦血管病變、中風或腦異常放電造成癲癇，用柴胡龍骨牡蠣湯，龍牡就可達到重鎮效果。

7.滑可去著

「著」是指病邪附著在人體某一部位，如腸胃消化系統障礙，大便已從腸管直腸到肛門，但就無法排出，只差臨門一腳。仲景方的代表就是豬膽汁方、蜜煎導方、土瓜根方，都是「去著」方。另外，我認為豬苓湯的滑石、阿膠均可潤滑，所以豬苓湯加車前子、冬葵子，也可去著去結石。

8.濇可固脫

「脫」是因虛而脫，如不停流汗導致亡陽，即陽氣衰竭而死。又如脫肛，由氣虛引起下利便膿血。仲景方如赤石脂餘禹糧湯、旋覆代赭石湯、桃花湯，都有收濇作用。臨床上，我還選用五倍子、蓮蕊鬚治脫肛，效果不錯。

9.燥可去濕

傷寒之邪，得濕而不行，濕的特性是趨下、黏膩，使人全身困重，甚至不良於行。仲景代表方是麻黃連軺赤小豆湯，赤小豆就是很好的利濕藥。臨床上，我會加薏仁、白朮，因為薏仁可宣痺止痛，去濕除濕，如此因濕而痺而痛的症狀就可減輕，白朮也因除濕燥濕，使脾胃腸管水份減少，就可達到健運脾胃的效果。

10.濕可潤燥

脾是喜燥而惡濕，肺是喜潤而惡燥，因此主呼吸系統的肺，一旦過於乾燥缺乏水份就會乾咳，甚至咳血。仲景的代表方，就是麥門冬湯、黃連阿膠湯、清燥救肺湯。阿膠可以滋陰養陰，達到潤燥的目的。

以上是南北朝徐之材先生創制的治病方劑，區分十類，又稱十劑。我只略做引述仲景方，讓我們回溯早於徐之材的仲景先生用方。徐之材的十劑，嚴格來說，應該屬於「治療原則」，也是《內經》治則的「正治法」。只要我們能靈活運用，自然會有意想不到的效果。

張氏湯方藥物組成表

我始終有一個看法，中醫治病講究辨證論治，就如同軍事家作戰要先研讀兵法，包括用兵原則，兵力部署，火力配置，古代兵家用兵致勝經驗，如諸葛孔明的八卦陣法（或稱八陣圖）等等；了解兵法之後還要有精良的武器，充足的彈藥，後勤補給，武器中的手槍、機槍、直射砲、曲射砲，各有不同戰鬥戰術需求，要相輔運用。我們醫家亦然，先要詳研《黃帝內經》，再深入了解藥物學、方劑學，每味藥有每味藥不同性味功用，每一方有每一方立方原則，如靈活運用，就可像商朝廚師出身的宰相伊尹，調和鼎鼐，達到治病效果。

所以，我從醫三十多年，初期花了很多時間研讀古籍，尤以仲景先生的《傷寒》《金匱》，讀了三千餘遍，每次有不同的領悟、心得，再結合臨床後，更覺仲景方的奧妙與神奇。我也花了很多時間將仲景方重新整理，在《張步桃解讀傷寒論─藥物篇》就有列出表解，本書第36至41頁也再次列出，以方便讀者了解。

這個「傷寒論湯方藥物組成一覽表」，我參考明末清初大醫家徐靈胎的《傷寒約方》、柯琴的《傷寒來蘇集》及清末民初醫家姜佐景先生的《傷寒論精簡讀本》歸納整理而成。其中姜佐景的《讀本》與徐靈胎的《約方》很近似。姜佐景的老師曹穎甫，又名曹家達、曹拙廬，因善用承氣湯，後人稱曹承氣。大家都了解承氣系列藥力強，往往一帖靈光，故又稱曹一帖。曹穎甫鄉音太重，常難與病患溝通致來診者寡，但經姜佐景整理《經方實驗錄》內容珍貴，可資參考。

「傷寒論湯方藥物組成一覽表」共117方，分桂枝、麻黃、葛根、白虎、承氣、梔子、柴胡、瀉心、四逆、甘草、丸劑雜療等系列。我個人有些不同的看法，如大陷胸湯、大陷胸丸有大黃，而歸承氣系列；十棗湯無大黃，何以歸承氣？我思考因有大戟、甘遂、芫花，都是峻烈利水劑。瀉心湯類有旋覆代赭石湯，而無黃芩、黃連，但很明顯地是生薑瀉心湯去芩、連、乾薑，加旋覆花、代赭石而成，基於方劑組成演變，仍歸瀉心湯類。四逆湯中，當歸四逆湯、當歸四逆加茱薑湯並無附子、乾薑，為何歸四逆湯類？原來是臨床出現四肢逆冷現象，其方藥作用和四逆輩接近，故歸四逆系列。最後是麻黃升麻湯，如照徐靈胎、姜佐景見解，應歸麻黃系列，但我卻認為本方雖有麻黃、甘草，只少桂枝，但主治卻與麻黃湯證無關。本方只治上熱下寒症，上熱是指咽喉不利、吐膿血，下寒是下利，共十四味藥，其中茯苓、白朮、乾薑、甘草幾乎屬於理中湯、四君子湯架構，是針對下利的，而針對上熱用天冬、石膏、甘草、升麻則治咽喉不利、吐膿血的。

方劑分類，見仁見智，如《傷寒論》中有很多條文，究竟應排列歸納六經中的哪一經，各有見地，以梔子系列為例，就分別出現在〈太陽病中篇〉〈陽明病篇〉〈瘥後勞復食復陰陽易病篇〉。至今大陸傷寒專家學者亦未提出意見及看法。我經三十多年對《傷寒》《金匱》投入很多心力，配合臨床經驗，將117方調整作出本表，讀者可能發現有不妥之處，但不影響《傷寒》本身價值。

仲景談方劑，他認為方是方，劑是劑。《醫宗金鑑》提到：「方者一定之法，法者不定之方也。古人之方即古人之法寓焉。立一方必有一方之精義，存於其中，不求精義而徒執其方，是執方而昧法也。」例如清震湯治雷頭風，頭面長疙瘩到底什麼是病？雷頭風與現代病名可有相似之處？我曾查閱中西病名對照，幾乎無從相對應。經我多年思考其組成之荷葉、蒼朮、升麻的藥性，讓我想到蒼朮能吸收吞噬人體某一部位組織液或滲出物，經蒼朮吸收後腫脹消退，也因此我用在腦瘤、積水，療效令人滿意。如腸胃積水，濕用蒼朮或同科之白朮使腸內水份減少而痊癒，如平胃散、四君子湯；進而婦人帶下用蒼朮、白朮或健運脾胃的山藥。這也是一方立寓，一方必有一方之精義。

早期台灣老一輩中醫常感嘆，台灣中國醫藥學院與大陸各省同步成立，卻處於單打獨鬥、師徒相授方式研發中醫藥，不若大陸以集體力量投入研發，資訊交流廣泛齊備。台灣學習中醫，學藥僅憑汪昂的《本草備要》，學方即《湯頭歌訣》或《醫方集解》，資訊奇缺。汪昂根據《醫方集解》整理出《湯頭歌訣》，完成時已八十多歲高齡，令人敬佩。至於《醫方集解》是從藥物特性分類，首從補養之劑第一方六味地黃丸到最後一章經產之劑，姑不論是否允當，但我們研讀可按序按圖索驥。《本草備要》《湯頭歌訣》《醫方集解》都淺顯易懂，可能與汪昂用北京官話用語有關。不像陳修園講的福州話，編出的「時方歌括」用北京官話唸起來就拗口。

從徐之材的十劑，我補充了仲景先生《傷寒論》湯方藥物的組成，不外希望讀者肯定傳統醫學的價值。十年前中研院院士何大一用雞尾酒療法治ＡＩＤＳ轟動一時，但後來又不了了之。何大一對ＡＩＤＳ病症的研究精神，令人感佩，值得效法。但他的雞尾酒法，我們深入探討，用的就是將不同素材混在一起的「和解法」。而和解法，仲景先生最有名的就是小柴胡湯，它是由柴胡、人參、黃芩、半夏、甘草、生薑、大棗組成，小柴胡湯被稱為後天湯，即是能增強後天免疫功能。

根據媒體報導，日本有十二所大學研究小柴胡湯對ＡＩＤＳ有相當作用；也讓我們感受到國外校際間相互支援研究的精神。不像我們中醫孤軍奮戰，單打獨鬥，甚至被現代醫學排擠。如洗腎病患被批評吃太多中藥，很不公平，為何大家不思考西醫動不動就讓病患服類固醇的副作用。有一位女孩，月經兩個月未至，服了類固醇，體重從二十七多公斤升到九十公斤，也是一口中藥都未服，又如何解釋？如果何大一先生用雞尾酒療法治ＡＩＤＳ就可當上中研院院士，那自仲景以後的歷朝歷代醫家治癒無數怪病，豈不是每位都可當上中研院院士！

所以，我常勸勉同道或患者對傳統中醫學要有民族自信心，前面提的小柴胡湯，我也用在飲食不當、上吐下瀉。如民國九十四年十二月一位從部隊回家休假的預官，由於飲食不潔中毒，導致上吐下瀉送醫院急診，因其母親是我們學員，來電話求診，我用小柴胡湯止嘔吐，胃苓湯止下瀉，再加神麴和胃，次日其母來電，腹瀉已痊癒。又如近日有孕婦感冒喜嘔，我以小柴胡湯加葛根等藥，很快止嘔，又可安胎，讓孕婦化險為夷又不傷胎兒。

近來有一女患者，因家族遺傳肥胖症，加上嗜食又不運動，體重節節上升，照媒體廣告尋醫減重，服了諾美婷，致眼皮鬆弛，睜不開，現代醫學稱「重症肌無力」，前行政院長唐飛也曾罹患，手術胸腺瘤依然未改善，服類固醇大力丸只能短暫控制。我曾看過這位六十五年次的病患，醫生告訴她一輩子眼皮不會改善，傷心異常。我用健脾補氣藥，原因是脾開竅於口唇，上下眼皮屬腸胃系統，所以用健脾補氣，又過兩週改七味白朮散，效果很好。如單純口唇乾裂用甘露飲、七味白朮散配合運用。

有位三十八年次的婦女，臉部紅赤充熱，皮膚搔癢，這是血管擴張。我們思考，口唇與腸胃系統有關，這是臟腑辨證，而陽明經上升頭面，是從經絡辨證，也是一種熱象，所以要用辛涼解表和解之法。我以小柴胡湯、竹葉石膏湯加桑白皮、玄參，很快就痊癒。在治療這位婦女的同時，一位跟診同學問我「虹彩炎、眼出血」用小柴胡、竹葉石膏湯，為何面部紅赤、灼熱感也用同方。殊不知所謂「異病同治」道理，不同病症用同方，就是異病同治；而「同病異治」又不同，例如頭痛，由於病因不同，用方就不同，可能因牙痛引起，就用甘露飲，緩解牙神經傳導腦神經而痛；因外感邪入半表半裡，就用小柴胡湯。中醫絕非腳痛醫腳、頭痛醫頭。

現代醫學儀器很進步，也找到很多病灶，但也有很多無法確診的，有人因牙齦出血，現代醫學說是牙周病，打了止血針未改善，又在大腦打了兩個洞，大動干戈，為的是找出出血點，再從出血點以燒灼方式止血，卻未見效。聽後令人哭笑不得。《內經》明白告訴我們「熱傷陽絡則吐衄，熱傷陰絡則便血」，故肚臍以上是陽絡，以下為陰絡，齒衄、鼻衄、目衄、上牙齦出血是足陽明胃經，下牙齦是手陽明大腸經，所以面赤腫痛、鼻衄、牙齦出血、口唇紅腫，都是陽明上升頭面，用甘露飲、清燥救肺湯加藕節、白茅根、花生衣、仙鶴草，有時一包藥就痊癒。

有同學稱我是仲景轉世，我豈敢當；但大家如能熟讀《黃帝內經》，精研《傷寒》《金匱》，熟記方劑組成、方義，進而對藥理作用機轉有深刻了解，社會民眾對傳統醫學必會刮目相看。也許你就是下一個華佗、扁鵲或仲景。

《傷寒論》方劑分類一覽表

系列	常用方	少用方
桂枝湯類	1 桂枝湯 5 桂枝加朴杏湯 6 桂枝加附子湯 78 當歸四逆湯 79 當歸四逆加茱薑湯 91 小建中湯 92 炙甘草湯	2 桂枝加桂湯 3 桂枝加芍藥湯 4 桂枝加大黃湯 7 桂枝去芍藥湯 8 桂枝去芍藥加附子湯 9 桂枝去芍藥加龍牡救逆湯 10 桂甘龍牡湯 11 桂枝人參湯 12 桂枝附子湯 13 白朮附子湯 14 桂枝去桂加苓朮湯 15 桂枝新加湯 16 陽旦湯 17 陰旦湯
麻黃湯類	18 麻黃湯 19 大青龍湯 20 小青龍湯 24 麻黃附子細辛湯 26 麻杏甘石湯	21 桂麻各半湯 22 桂二麻一湯 23 桂二越一湯 25 麻黃附子甘草湯 27 麻黃連軺赤小豆湯
葛根湯類	28 葛根湯 30 葛根芩連湯	29 葛根加半夏湯 31 桂枝加葛根湯
白虎湯類	32 白虎湯 33 白虎加人參湯 34 竹葉石膏湯	

承氣湯類	35 調胃承氣湯 36 小承氣湯 37 大承氣湯 38 核桃承氣湯 41 小陷胸湯 95 麻仁丸	39 抵當湯 40 大陷胸湯 42 十棗湯 99 抵當丸 100 大陷胸丸
梔子湯類	43 梔子豉湯 49 茵陳蒿湯	44 梔子甘草豉湯 45 梔子生薑豉湯 46 梔子厚朴湯 47 梔子乾薑湯 48 梔子柏皮湯 50 枳實梔豉湯 51 枳實梔豉加大黃湯
柴胡湯類	52 小柴胡湯 53 大柴胡湯 55 柴胡桂枝湯 57 柴胡龍牡湯 105 四逆散	54 柴胡加芒硝湯 56 柴胡桂枝乾薑湯 58 黃芩湯 59 黃芩加薑半湯
瀉心湯類	60大黃黃連瀉心湯 61 附子瀉心湯 62 甘草瀉心湯 63 半夏瀉心湯 64 生薑瀉心湯 67 旋覆代赭石湯	65 乾薑芩連人參湯 66 黃連湯 114 黃連阿膠湯
四逆湯類	68 四逆湯 75 真武湯 78 當歸四逆湯 79 當歸四逆加茱薑湯	69 通脈四逆湯 70 通脈四逆湯加豬膽汁湯 71 乾薑附子湯 72 四逆加人參湯 73 茯苓四逆湯 74 附子湯 76 白通湯 77 白通加尿膽湯

甘草湯類	81 桔梗湯 83 甘草乾薑湯 84 芍藥甘草湯 85 芍藥甘草附子湯 89 苓桂朮甘湯 91 小建中湯 92 炙甘草湯	80 甘草湯 82 桂枝甘草湯 86 甘草附子湯 87 茯苓甘草湯 88 苓桂甘棗湯 90 厚朴薑夏甘參湯
其他類	101 五苓散 105 四逆散 111 豬苓湯 112 吳茱萸湯	93 理中丸湯 94 烏梅丸 95 麻仁丸 96 蜜煎導 97 豬膽汁導 98 土瓜根方 99 抵當丸 100 大陷胸丸 102 文蛤散 103 三物白散 104 半夏湯及散 106 瓜蒂散 107 牡蠣澤瀉散 108 燒褌散 109 赤石脂禹餘糧湯 110 桃花湯 113 麻黃升麻湯 114 黃連阿膠湯 115 苦酒湯 116 豬膚湯 117 白頭翁湯

《傷寒論》湯方藥物組成一覽表

編號	方名	組成藥味
1	桂枝湯	桂枝、芍藥、甘草、大棗、生薑
2	桂枝加桂湯	桂枝、芍藥、甘草、大棗、生薑
3	桂枝加芍藥湯	桂枝、芍藥、甘草、大棗、生薑
4	桂枝加大黃湯	桂枝、芍藥、甘草、大棗、生薑、大黃
5	桂枝加朴杏湯	桂枝、芍藥、甘草、大棗、生薑、厚朴、杏仁
6	桂枝加附子湯	桂枝、芍藥、甘草、大棗、生薑、附子
7	桂枝去芍藥湯	桂枝、甘草、大棗、生薑
8	桂枝去芍藥加附子湯	桂枝、甘草、大棗、生薑、附子
9	桂枝去芍藥加龍牡救逆湯	桂枝、甘草、大棗、生薑、蜀漆、龍骨、牡蠣
10	桂甘龍牡湯	桂枝、甘草、龍骨、牡蠣
11	桂枝人參湯	桂枝、甘草、人參、白朮、乾薑
12	桂枝附子湯	桂枝、甘草、大棗、生薑、附子
13	白朮附子湯	甘草、大棗、生薑、附子、白朮
14	桂枝去桂加苓朮湯	芍藥、甘草、大棗、生薑、茯苓、白朮
15	桂枝新加湯	桂枝、芍藥、甘草、大棗、生薑、人參
16	陽旦湯	桂枝、芍藥、甘草、大棗、生薑、黃芩
17	陰旦湯	桂枝、芍藥、甘草、大棗、生薑、乾薑
78	當歸四逆湯	桂枝、芍藥、甘草、大棗、通草、細辛、當歸
79	當歸四逆加茱薑湯	桂枝、芍藥、甘草、大棗、生薑、通草、細辛、當歸、吳茱萸、清酒

91	小建中湯	桂枝、芍藥、甘草、大棗、生薑、膠飴
92	炙甘草湯	桂枝、甘草、人參、大棗、生薑、生地、阿膠、麻子仁、清酒、麥冬
18	麻黃湯	麻黃、桂枝、甘草、杏仁
19	大青龍湯	麻黃、桂枝、甘草、杏仁、生薑、大棗、石膏
20	小青龍湯	麻黃、桂枝、甘草、芍藥、乾薑、細辛、五味子、半夏
21	桂麻各半湯	麻黃、桂枝、甘草、芍藥、杏仁、大棗、生薑
22	桂二麻一湯	麻黃、桂枝、甘草、芍藥、杏仁、大棗
23	桂二越一湯	麻黃、桂枝、甘草、芍藥、大棗、石膏、生薑
24	麻黃附子細辛湯	麻黃、附子、細辛
25	麻黃附子甘草湯	麻黃、附子、甘草
26	麻杏甘石湯	麻黃、杏仁、甘草、石膏
27	麻黃連軺赤小豆湯	麻黃、杏仁、甘草、赤小豆、連軺、梓白皮、大棗、生薑
28	葛根湯	葛根、麻黃、桂枝、芍藥、甘草、大棗、生薑
29	葛根加半夏湯	葛根、麻黃、桂枝、芍藥、甘草、大棗、生薑、半夏
30	葛根芩連湯	葛根、黃芩、黃連、甘草
31	桂枝加葛根湯	葛根、桂枝、芍藥、甘草、大棗、生薑、麻黃
32	白虎湯	石膏、知母、粳米、甘草
33	白虎加人參湯	石膏、知母、粳米、甘草、人參
34	竹葉石膏湯	石膏、粳米、甘草、人參、麥冬、竹葉、半夏

35	調胃承氣湯	大黃、芒硝、甘草
36	小承氣湯	大黃、厚朴、枳實
37	大承氣湯	大黃、厚朴、枳實、芒硝
38	核桃承氣湯	大黃、芒硝、甘草、核桃、桂枝
39	抵當湯	大黃、桃仁、水蛭、虻蟲
40	大陷胸湯	大黃、芒硝、甘遂
41	小陷胸湯	黃連、半夏、栝蔞實
42	十棗湯	大棗、甘遂、芫花、大戟
95	麻仁丸	大黃、厚朴、枳實、麻子仁、芍藥、杏仁
99	抵當丸	大黃、桃仁、水蛭、虻蟲
100	大陷胸丸	大黃、甘遂、杏仁、葶藶子、芒硝、白蜜
43	梔子豉湯	梔子、豆豉
44	梔子甘草豉湯	梔子、豆豉、甘草
45	梔子生薑豉湯	梔子、豆豉、生薑
46	梔子厚朴湯	梔子、厚朴、枳實
47	梔子乾薑湯	梔子、乾薑
48	梔子柏皮湯	梔子、黃柏、甘草
49	茵陳蒿湯	梔子、大黃、茵陳蒿
50	枳實梔豉湯	梔子、豆豉、枳實
51	枳實梔豉加大黃湯	梔子、豆豉、枳實、大黃
52	小柴胡湯	柴胡、黃芩、人參、半夏、甘草、大棗、生薑
53	大柴胡湯	柴胡、黃芩、半夏、大棗、生薑、枳實、芍藥、大黃
54	柴胡加芒硝湯	柴胡、黃芩、人參、半夏、甘草、大棗、生薑、芒硝

55	柴胡桂枝湯	柴胡、黃芩、人參、半夏、甘草、大棗、生薑、桂枝、芍藥
56	柴胡桂枝乾薑湯	柴胡、黃芩、桂枝、乾薑、甘草、栝蔞根、牡蠣
57	柴胡龍牡湯	柴胡、半夏、茯苓、桂枝、大黃、龍骨、牡蠣、鉛丹、人參、大棗、生薑、黃芩
58	黃芩湯	黃芩、芍藥、甘草、大棗
59	黃芩加薑半湯	黃芩、芍藥、甘草、大棗、生薑、半夏
105	四逆散	柴胡、芍藥、枳實、甘草
60	大黃黃連瀉心湯	黃連、大黃
61	附子瀉心湯	黃連、大黃、黃芩、附子
62	甘草瀉心湯	黃連、黃芩、甘草、乾薑、半夏、大棗
63	半夏瀉心湯	黃連、黃芩、甘草、乾薑、半夏、大棗、人參
64	生薑瀉心湯	黃連、黃芩、甘草、乾薑、半夏、大棗、人參、生薑
65	乾薑芩連人參湯	黃連、黃芩、乾薑、人參
66	黃連湯	黃連、桂枝、甘草、乾薑、半夏、大棗、人參
67	旋覆代赭石湯	旋覆花、甘草、代赭石、半夏、大棗、生薑、人參
114	黃連阿膠湯	黃連、黃芩、芍藥、雞子黃、阿膠
68	四逆湯	附子、甘草、乾薑
69	通脈四逆湯	附子、甘草、乾薑
70	通脈四逆湯加豬膽汁湯	附子、甘草、乾薑、豬膽汁
71	乾薑附子湯	附子、乾薑
72	四逆加人參湯	附子、甘草、乾薑、人參

73	茯苓四逆湯	附子、甘草、乾薑、人參、茯苓
74	附子湯	附子、白朮、芍藥、人參、茯苓
75	真武湯	附子、白朮、芍藥、生薑、茯苓
76	白通湯	附子、乾薑、蔥白
77	白通加尿膽湯	附子、乾薑、蔥白、人尿、豬膽汁
78	當歸四逆湯	當歸、桂枝、芍藥、甘草、通草、細辛、大棗
79	當歸四逆加茱薑湯	當歸、桂枝、芍藥、甘草、通草、細辛、大棗、吳茱萸、生薑、清酒
80	甘草湯	甘草
81	桔梗湯	甘草、桔梗
82	桂枝甘草湯	甘草、桂枝
83	甘草乾薑湯	甘草、乾薑
84	芍藥甘草湯	甘草、芍藥
85	芍藥甘草附子湯	甘草、芍藥、附子
86	甘草附子湯	甘草、桂枝、附子、白朮
87	茯苓甘草湯	甘草、桂枝、茯苓、生薑
88	苓桂甘棗湯	甘草、桂枝、茯苓、大棗
89	苓桂朮甘湯	甘草、桂枝、茯苓、白朮
90	厚朴薑夏甘參湯	甘草、厚朴、生薑、半夏、人參
91	小建中湯	甘草、桂枝、芍藥、大棗、生薑、膠飴
92	炙甘草湯	甘草、桂枝、人參、大棗、生薑、生地、阿膠、清酒、麻子仁、麥冬
93	理中丸湯	甘草、乾薑、人參、白朮
94	烏梅丸	烏梅、乾薑、人參、細辛、黃連、黃柏、當歸、附子、蜀椒、桂枝、苦酒、米飯
95	麻仁丸	大黃、厚朴、枳實、麻子仁、芍藥、杏仁

96	蜜煎導	白蜜
97	豬膽汁導	豬膽
98	土瓜根方	土瓜
99	抵當丸	大黃、桃仁、水蛭、虻蟲
100	大陷胸丸	大黃、甘遂、杏仁、葶藶子、芒硝、白蜜
101	五苓散	茯苓、豬苓、澤瀉、白朮、桂枝
102	文蛤散	文蛤
103	三物白散	桔梗、巴豆、貝母
104	半夏湯及散	半夏、桂枝、甘草
105	四逆散	柴胡、芍藥、枳實、甘草
106	瓜蒂散	瓜蒂、赤小豆、香豉
107	牡蠣澤瀉散	牡蠣、澤瀉、栝蔞根、蜀漆、商陸、海藻、葶藶
108	燒裩散	燒裩灰
109	赤石脂禹餘糧湯	赤石脂、禹餘糧
110	桃花湯	赤石脂、乾薑、糯米
111	豬苓湯	茯苓、豬苓、澤瀉、滑石、阿膠
112	吳茱萸湯	吳茱萸、人參、大棗、生薑
113	麻黃升麻湯	麻黃、升麻、當歸、知母、黃芩、萎蕤、石膏、白朮、乾薑、芍藥、天冬、桂枝、茯苓、甘草
114	黃連阿膠湯	黃連、黃芩、芍藥、雞子黃、阿膠
115	苦酒湯	苦酒、半夏、雞子白
116	豬膚湯	豬膚、白蜜、白粉
117	白頭翁湯	白頭翁、秦皮、黃柏、黃連

第2篇

桂枝湯類

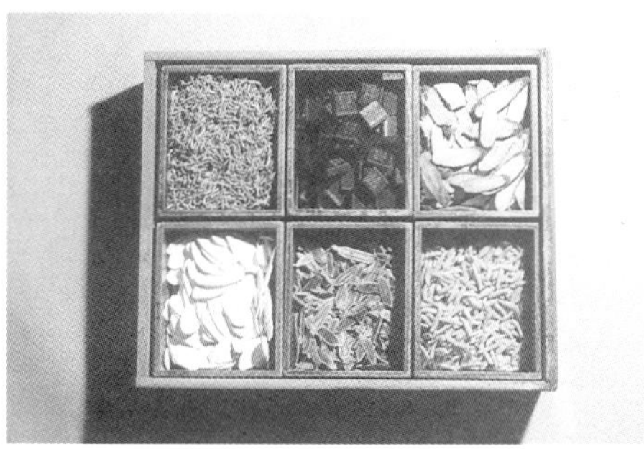

1 桂枝加朴杏湯

【出處】

《傷寒論・太陽病上篇》第37條：「太陽病下之，微喘者，表未解故也，桂枝加厚朴杏子湯主之。喘家作桂枝湯加厚朴杏子佳。」

【組成】

桂枝三兩、芍藥三兩、甘草三兩炙、生薑三兩切、大棗十二枚擘、厚朴二兩、杏仁五十枚。

概說

本方出自《傷寒論・太陽病上篇》第37條，原條文：「太陽病下之，微喘者，表未解故也，桂枝加厚朴杏子佳。」從本條文可以理解，臨床上有桂枝湯證，又有氣喘問題，就可運用桂枝加厚朴杏仁湯。

曾任台大醫院院長，也是非常有名的小兒科醫師，專治風濕、過敏、氣喘的謝貴雄教授，在民國八十二年任職國科會生物處處長時，曾主持一個三年大型研究計畫。第一年有三個方劑研究：第一方是針對腎虛型的六味地黃丸方劑應用，第二方是針對脾虛型的參苓白朮散方劑應用，第三方是針對脾腎兩虛的四君子湯加五味子、補骨脂的應用。他很用心從全省各地蒐集臨床實驗報告，並於第六屆東洋醫學會發表，引起各國矚目。第二年我建議以本方做為研究對象，但當時中醫藥委員會主任委員，認應研究生脈散加冬蟲夏草的臨床應用。但我肯定本方對氣喘有效。

主治病症：氣喘

本方建立在桂枝湯的基礎上，組成為桂枝、白芍、甘草、生薑、大棗，加厚朴、杏仁。厚朴屬木蘭科，有溫中降逆之效，大承氣湯、小承氣湯都有厚朴，就是藉其降逆之效，達到下法。人為什麼會氣喘？氣喘即氣上逆，氣管不痙攣，就不喘不咳，只要降逆及擴張氣管，就不致氣喘。杏仁潤肺降逆，可用來解痙，治療氣管痰飲。臨床上，風寒外感引發的氣喘，我們都用桂枝加厚朴杏仁湯治療，藉桂枝湯解除風寒外感，厚朴、杏仁定喘。尤其桂枝湯本來就芳香，芳香可以健胃醒脾，如果小朋友食欲不振，有的服西藥造成面黃飢瘦，或容易外感，造成氣喘，本方確有療效。

2 桂枝加附子湯

【出處】

《傷寒論．太陽病上篇》第19條：「太陽病，發汗，遂漏不止，其人惡風、小便難，四肢微急，難以屈伸者，桂枝加附子湯主之。」

【組成】

桂枝三兩、芍藥三兩、甘草三兩炙、生薑三兩切、大棗十二枚擘、附子一枚。

概說

本方出自《傷寒論．太陽病上篇》第19條，原條文：「太陽病，發汗，遂漏不止，其人惡風、小便難，四肢微急，難以屈伸者，桂枝加附子湯主之。」我們治病選方不對時，就會誤治。例如應用和解劑，卻選用麻黃湯、大青龍湯，就造成「遂漏不止」。本條文就是指太陽中風，人體的毛細孔會張開，毛細孔的豎皮肌敏感，所有溫度變化很難適應，就造成「其人惡風」。又因為大發其汗，導致人體的水份減少，造成小便難，同時因為發汗過多，嚴重脫水，影響到運動神經傳導，致四肢微急，使運動神經產生障礙。這就是本病應該解肌，卻用發汗造成誤治的結果。仲景就用桂枝附子湯治之。

本方是桂枝湯加炮附子一枚，附子有強心作用，當汗液無法排出時，可透過強心方法幫助排汗。排汗其實要有四個條件：第一是心臟功能健全，第二是汗腺正常，第三是血的總量充足，第四是交感神經反應正常，遇興奮時，刺激汗腺正常排汗。有人常感覺出汗太多，但人出汗比不出汗舒服。以小動物實驗而言，牠們不會告訴我們舒不舒服，但人是可以告知治療效果的。五十年前我尚未接觸中醫，但當時流行小兒痲痺症，如果當時用桂枝加附子湯，或許可以控制疫情。

主治病症：寒痺

有位國中生，踢橄欖球、激烈運動後，汗液大量流失，血管也因擴張而使血液快速循環，結果一喝冰水，一隻腳不能動，另一隻腳失去知覺，這是典型的神經傳導變化，送某大醫院急診，所有掃瞄、骨髓穿刺都做過，卻找不出病因，因為是獨子，家屬急得像熱鍋上的螞蟻，對醫院頗有微詞，但醫院也無奈表示，若無檢查結果，如何處方？如何治療？家屬又急著轉送另一家大醫院，也做重複檢查。因為他父親是我以前同事，想到西醫無法診療，只有找傳統醫學，來電話問我，我只問一句：「運動後有沒有喝冰冷飲料？」我的診斷時間只有一分鐘，就用桂枝加附子湯，症狀很快改善。

我常舉例，並要患者實驗，假設玻璃杯裝滿熱水，讓它膨脹擴張，把熱水倒掉再立即倒入冰水，杯子馬上爆裂。同理，人體激烈運動後，肌肉、血管、神經擴張，一飲冰品就影響運動神經傳導。有位木柵國中生激烈運動後喝冰冷飲導致一腳不能動，一腳失去知覺；另一位中和國中生則引起腦血管爆裂，半邊手腳癱瘓，就是很不幸的例子。

這幾個病例，我都用桂枝加附子湯達到溫經效果。尤其最後談到的這位患者，住院一個多月的檢查治療，幾乎沒進展，花了十幾萬，但桂枝加附子湯，五十元就解決很多困難。

和附子同類的有天雄、烏頭、側子，都很便宜，療效常立竿見影。

3 當歸四逆湯、當歸四逆加茱薑湯

【出處】

《傷寒論・厥陰篇》第310條：「手足厥寒，脈細欲絕者，當歸四逆湯主之。若其人內有久寒者，宜當歸四逆加吳茱萸生薑湯。」

【組成】

(一)當歸四逆湯：當歸三兩、桂枝三兩、白芍三兩、細辛三兩、甘草二兩、白通草二兩、大棗二十五枚。

(二)當歸四逆加茱薑湯：當歸三兩、桂枝三兩、白芍三兩、細辛三兩、甘草二兩、白通草二兩、大棗二十五枚、吳茱萸二升、生薑半升，用水及清酒各半同煮（加酒六升、水六升）。

概說

當歸四逆湯及當歸四逆加茱薑湯是桂枝湯的變方，當歸四逆湯在原桂枝湯去生薑，加當歸補肝血，加細辛溫經散寒，加白通草則是促進血液循環。

我在這裡要特別說明細辛這味藥。如拜讀過汪昂先生《本草備要》的讀者都知道，汪昂特別交代，用細辛不能過錢，否則會氣悶而死。

但我多年前鼻病，用過三錢也沒反應。除當歸四逆湯用三兩外，小青龍湯也用細辛三兩，麻黃附子細辛湯也用三兩。如按度量衡比例算，有人說仲景用的劑量折合現在是三分之一，也有說是現在劑量的十分之一，即仲景的三兩等於現在的三錢。我個人的看法是如單獨使用細辛，劑量不宜過高，因細辛屬馬兜鈴科，有麻醉作用。

曾有一前輩王彥先生，是早期中國醫學院董事，有一次到美國探親，因年歲已大，不幸摔跤，在當地找一物理復健診所治療。復健診所醫師對他很好奇，因王先生自己是中醫，自己開方細辛五分，藥櫃工作人員看成五錢，煎好服下後，呼吸突然變得急促。因為細辛是很好的麻醉藥，王先生服後可能是心臟有麻痺感而呼吸急促。三國時代的華佗曾為關公刮骨療傷，據說就是用細辛為麻醉劑。我個人用過三錢而沒氣悶而死，是有其他藥物駕馭，可配補氣的黃耆，活血強心的丹參、田七，寬胸利膈的桔梗、枳殼，保證不會氣悶及不適。

另外，白通草與木通科屬完全不同，現在藥廠用的並非白通草，而是木通。木通含較高的馬兜鈴酸成分。

我用方著重簡便廉效外，還講究口感，以改變國人良藥苦口的觀感。所以早期我對本方因內含細辛、木通口感麻苦而很少用，但有一次對一位手足厥冷、脈微欲絕的患者用本方治療，患者說藥不難吃，我親自嘗過，發現不會很麻、很苦，也不難吞嚥後，用得就較多。

本方出自《傷寒・厥陰篇》第310條，原條文：「手足厥寒，脈細欲絕者，當歸四逆湯主之。若其人內有久寒者，宜當歸四逆加吳茱萸生薑湯。」如加吳茱萸、生薑外，還要以清酒六升、水六升合煮取五升去渣溫服。有很多人以為服中藥不能喝酒，其實很多方劑會用到酒，且沒酒就不成方，又無法找到替代品。

我們從說文解字角度來看，就了解「醫」的下面是個「酉」字，「酉」是酒的古字，醫的下面用「酉」就表示無酒不行；「醫」的「医」有矢，沒有右上方「殳」又不像人。且酉又是時序，申酉是指醫治要掌握時間，所以很多方劑或藥都用酒製酒煮。

傷寒方有酒煮的除當歸四逆加茱薑湯水酒各半煮取外，炙甘草湯是酒七升、水八升煮取，因炙甘草湯有麥冬、生地黃屬寒藥，不若黃芩、黃連、黃柏、大黃的大苦大寒。有一資深同道喜歡用黃芩、黃連、大黃的苦寒藥，但苦寒藥會抑制免疫功能過高的症狀，亦即會降低免疫功能，所謂「苦寒敗胃」，脾胃屬土，是後天生化之源，一旦受到傷害，消化吸收功能低落，免疫功能就低落，所以苦寒藥有抑制免疫功能的效果。有些女性年輕朋友出國旅遊時喜歡潛水，又值生理期恐造成不便，所以問我是否可用中藥使月經不來或延後，其實此時就可用苦寒藥抑制腦下垂體分泌，但往後有什麼發展就不得而知了。

主治病症

1. 寒痺

《內經》云：「風、寒、濕三者雜揉合而為痺。」風盛稱行痺，寒盛稱痛痺，濕盛稱著痺。行痺會有游走性的疼痛，跑來跑去。濕盛著痺是指附著在某一部位，定點疼痛。寒盛痛痺部位不同，大部分在四肢；尤其在氣溫下降時，人體肌肉、血管、神經，遇到氣溫下降，立刻痙攣收縮，產生疼痛現象。現代人喜吃或飲冰冷食物，尤其尿酸過高的人，一吃冰冷就發作，此時當歸四逆湯、當歸四逆加茱薑湯就有很好療效。

2.痛經

小建中湯是由溫性藥物組成，亦可治痛經。本方藥效則更強，故治痛經療效更明顯。我通常配合當歸芍藥散、溫經湯等治療。

3.壞疽、脫疽

經國先生晚年糖尿病，除視力受損外，手足的末梢血管也受損而截足肢。如用當歸四逆加茱薑湯及控制血糖藥，相信比較能掌握。

有位田女士九十多歲，廿年前在某大醫院截癱，六年前要截右腳，經我以當歸四逆加茱薑湯、生脈飲、腎氣丸加外用藥治療，免於被截命運。凡紅腫熱痛，外用三黃粉，如組織暗沉黑色，用乾薑粉加石膏外敷，成功病例不勝枚舉。不像現代醫學頭痛醫頭，故對雷諾氏症有效。

4.骨癌、陰縮或陰莖折斷後遺症

台灣四十多年前流行小兒麻痺，如用桂枝加附子湯或當歸四逆湯，可將小兒麻痺降至最低。此外，最值得一提的是處理數位年輕小伙子騎機車車禍，生殖器斷掉，雖經現代醫學高明的外科顯微手術縫合海綿體後，能順暢排尿，但功能受影響不能勃起。我們以本方幫助海綿體充血而恢復功能。

5.雷諾氏症候群

本病是法國雷諾氏在十九世紀發現的。症狀是肢端末梢血管傳導障礙病變，也就是血液循環不能輸送到肢體末端出現的病變。我們曾提過很多醫案。其中一位翁姓女士在兩家大醫院看了三年，翁女士每日自行上藥，用透氣紗布覆蓋，傷口卻始終無法癒合。我們以當歸四逆湯及乾薑粉外敷，翁女士很有耐心服了三十多天的藥後，完全康復。

雷諾氏症候群具有對稱性，如左腳內踝上有傷口潰爛，右腳內踝上也會出現。我們用乾薑粉外敷癒合雖然很快，但就是收口太快而有緊繃感，造成病患不適。有人建議我加石膏後，果然改善了病患的不適感。至於何人建議我在乾薑粉加石膏我已忘記，這種善意我很感謝。就如有一對糖尿病夫妻告訴我，服煮飯花根後，血糖一直維持正常，自此，我多次上課或演講都會提供煮飯花根的經驗，供大家參考運用，絕不藏私。煮飯花根分紅、白兩色，以白色為佳。

台大小兒科兼台大教授李姓醫師，曾在公開演講中提到，所有西藥，唯一經得起時間考驗的是使用了一百年的阿斯匹靈，可以治感冒，預防心臟病。但使用阿斯匹靈竟會引起雷諾氏症，即肢端末梢血液循環不良疾病。然而現在只要病患沒有出現雷諾氏症情況，還是沿襲使用阿斯匹靈。

我們老祖先就很了不起，對某些藥物會引起任何副作用都有記載，並告知炮製方法以去毒。更何況方劑組成講究君臣佐使原則，因為藥與藥之間有互相牽制或增強藥效作用，這些都是非常科學的邏輯。

而且中醫治病很講究審病求因。就以甲狀腺亢進為例，早在隋朝，巢元方就在《諸病源候論》大作中敘明甲狀腺是有地域性的，台灣苗栗公館一帶居民，罹患甲亢比例很高，就因當地水質有問題，後來設了自來水廠後始獲改善。所以用藥之外，要求病患改善飲水，自然就痊癒。一位苗栗來的病患，甲狀腺腫大廿多年，也服了廿多年的藥，仍未消退，就是醫師沒有針對地域性處理。因此我很希望大家重視審病求因的重要性。

4 小建中湯

【出處】

《傷寒論・太陽病中篇》第70條：「傷寒二、三日，心中悸而煩者，小建中湯主之。」〈少陽病篇〉229條：「傷寒……陽脈濇陰脈弦……法當腹中急痛者，先與小建中湯。」《金匱要略・虛勞篇》：「虛勞裡急悸衄腹中痛，夢失精，四肢痠疼，手足煩熱，咽乾口燥，小建中湯主之。」〈黃疸篇〉：「男子面色痿黃，小便自利，當與虛勞小建中湯。」〈婦人雜病篇〉：「婦人腹中疞痛，小建中湯主之。」

【組成】

桂枝三兩、芍藥六兩、甘草三兩、生薑三兩、大棗十二枚、膠飴（麥芽糖）一升。

概說

一個方劑的組成，除有君臣佐使配伍外，有時隨劑量不同，方名就不同，主治與適應症也不同。例如桂枝湯、桂枝加桂湯、桂枝加芍藥湯，組成之藥味都是五味，但因劑量不同，作用機轉就有差異。小建中湯是重用芍藥，方名因此由桂枝湯、桂枝芍藥湯、再加麥芽湯就變成小建中湯。

又如四逆湯與通脈四逆湯，組成都是附子、甘草、乾薑三味，但四逆湯的乾薑是一兩半，通脈四逆湯的乾薑是三兩，強人可四兩。一是主治少陰中外皆寒，血液無法輸送至四肢末梢血管，造成厥冷；一是大壯元陽，主持中外，共招外熱返之於內。

正因為老祖宗創制每一方劑，其有方義精神主旨，所以我在多次演講場合談到反對某些同道開方多達八個、十個，甚至有十七個方，為能讓機器打包裝袋，又將劑量刪減，甚至每劑用量僅〇・五克或〇・二至〇・三克，不但破壞立方原意，更糟蹋老祖宗智慧。如自己開業就罷了，如在教學醫院發生，讓後進同道以為是正途，中醫之發展，誠令人擔心。我常本春秋責備賢者之心，祈望大家依循古法，才不致讓中醫藥偏離正道。

本方是由桂枝湯加膠飴（麥芽糖）組成，在仲景先生的《傷寒》出現兩次、《金匱》三次共五次。第一次是出自〈太陽病中篇〉第70條，原條文：「傷寒二、三日，心中悸而煩者，小建中湯主之。」所謂二、三日應指病情演變的週期，如果是週期，就大約十幾廿天左右，不過臨床上我們發現感冒常長達兩三個月者。由於傷寒外感是熱性傳染病，人體一旦感染，會使正氣流失而降低抗病能力，留下「心中悸而煩」症狀。心中悸是指心悸，心臟因應生理需求，會加速跳動，將血液發射輸送到全身。由於熱性傳染病，導致身體機能不舒服，情緒就不穩定。這種熱性傳染病留下心中悸而煩，仲景就考慮用小建中湯。

《醫宗金鑑》作者吳謙先生，對本條文作了一番解釋，他認為傷寒二、三日，未經發汗，即出現心悸而煩，表示這個人平日中氣就比較虛衰，縱然有表證，也不可用發汗法。因為心臟會有悸動感，表示陽衰微，人會煩躁，表示陰氣也衰弱，所以用小建中湯建其中、調營衛。明朝大醫王肯堂則根據幾十年經驗，體認出大抵外感熱病先煩後悸是實證，先悸後煩是虛證。所以結論是引述《內經》「治病必求其本也」，也就是治病要先找出病根之所在。

本方第二次出現在〈少陽病篇〉229條，原條文：「傷寒……陽脈濇陰脈弦……法當腹中急痛者，先與小建中湯。」脈的陰陽可從寸關尺界定，寸陽尺陰；也可從浮中沉界定，浮陽沉陰。無論從寸關尺或浮中沉界定，只要陽脈濇，是「不利」，也就是氣滯血少才會有濇脈，陰脈弦，表示緊張或痛。所以臨床上有腹中急痛，會用小建中湯緩急止痛並改善痛及僵直現象。如果用了小建中湯效果不好，就改用小柴胡湯，因為弦脈是少陽主脈，而少陽病主方是小柴胡湯。

我們不免好奇，既然少陽病有弦脈，而小柴胡湯又是少陽主方，為何用小建中湯？主要是因為小建中湯是以桂枝湯為基礎，加上具有強壯劑的麥芽糖，以其補營衛兼緩中急為宗旨，以上是出自《傷寒》的條文及注解。

第三次出現在《金匱要略‧虛勞篇》，原條文：「虛勞裡急悸衄腹中痛，夢失精，四肢痠疼，手足煩熱，咽乾口燥，小建中湯主之。」第四次是〈黃疸篇〉，原條文：「男子面色痿黃，小便自利，當與虛勞小建中湯。」第五次是〈婦人雜病篇〉，原條文：「婦人腹中疞痛，小建中湯主之。」婦人腹中諸疾痛，也可用當歸芍藥散。

主治病症

1. 心臟病

從方劑組成，可知能溫陽活血。心中悸又煩躁的心臟功能不全症狀出現時，本方有強心緩急作用。

2. 腹痛

不管醫者或病者，對肚子痛的部位或痛感都沒有明確的劃分或表達。肚臍上是大腹，臍下是小腹，兩側是少腹，所以肚子痛應涵蓋大腹、小腹及少腹。凡當過兵的人都知道，軍人立正的基本教練動作要求「兩眼平視，收下顎，收小腹，五指併直併攏緊貼褲縫……」其中收小腹，指的就是肚臍下方的部位，包含大小腸、膀胱、泌尿系統、生殖系統。大腹是指心下，屬於胃痛。婦科的少腹包含子宮、輸卵管。部位不同，用藥也不同。所以治病必求其本，就是要根據病位病性診斷用藥；否則打爛仗，想出奇制勝是不可能達到治病效果的。

麥芽糖是強壯劑，對於虛勞有益；又因甘甜能緩急，可達到止痛的目的。苗栗頭份一位江姓女士，腹痛十餘年，在頭份附近治療都無效。結果由苗栗客運站長鄧煥禎先生介紹來診。當時她問我：「服藥多久會好？」我答：「說不定一包藥就好！」果然一包痛感就緩解。之後我至少廿次到頭份佛光道場健康講座義診，都會看到江女士擔任義工，煮菜餚供餐。江女士用花生做的豆腐，味香甜美，至今我仍齒頰留香。她還常問我：「認不認得我？」我每次笑答：「當然認得！」

另一位住天母的財政部官員，因為上下班都

要經過塞車的中山北路，長期塞車緊張造成胃痙攣、絞痛。服西藥服了很長一段時間，未能緩解。不知他怎會想出酒精麻醉止痛的方法，在車上擺了五十八度的高粱酒，一緊張或痛就大口喝酒，這種飲鴆止渴的方式我不認同。經同事介紹來診，我以小建中湯加味，很快治癒痼疾。

日本有名的漢醫湯本求真，著有《皇漢醫學》，在台灣很暢銷，他特別提到「小建中湯治腹痛如神」，曾使用過本方治腹痛的同道應很肯定其療效。

3.黃疸

本方在《金匱要略・黃疸篇》有云：「男子面色痿黃，小便自利，當與小建中湯。」黃疸會出現血紅素下降，面色痿黃也表示營養不良，所以用小建中湯補血補氣。一般我會加茵陳，可促進膽汁分泌，效果很好。

4.婦人月經不順

婦人腹中絞痛，或月經不順導致痛經，嚴重的還要到醫院急診。板橋一位黃女士，家裡開藥店，父親從事中醫藥行業，幾次經期不順，痛經痛到難過得想從樓上跳下。另一位王姓女士說，經期期間很想拿斧頭把頭劈開。所以我真正領老祖宗那句「痛不欲生」的成語是有它的道理，因為每次部位不定。一般我用小建中湯或當歸芍藥散或溫經湯。

5.骨癌

這是我個人經驗，一位屏東科大獸醫畢業的女性，右大腿髖關節部位長了葡萄柚般大小的腫瘤，經某大醫院手術後，腫瘤部位又積水積血，該醫院評估只能用兩種方法：一是用針筒抽液，將積水積血抽出；一是再度開刀清除。不管用哪一種方法，病患都難以接受。我以小建中湯加懷牛膝、丹參、澤蘭、薏仁、骨碎補。服了三個星期，積水積血全消，回醫院門診，主治醫師說：「積水積血雖然全消，但細胞是否轉移就不得而知了。」任何人聽到癌細胞轉移擴散，一定情緒低落，心神不寧，這位女士也不例外，本來要參加獸醫師高考卻因此影響考試。

6. 痿症

有兩位男士，一從瑞士、一從比利時回來治療痿症。瑞士回來的劉先生，有一隻大腿不明原因萎縮，醫師告訴他一輩子不會好，且會繼續萎縮。他奶奶是我內人的同事，介紹他回台用中醫治病，我用小建中湯、七味白朮散治療，很快痊癒。三年前順利找到一位日本籍的姑娘結婚，在台北林森北路婚宴，內人親自參加婚禮。

另外，比利時回來的陳先生，狀況比劉先生還差，但也只服了數月的藥，症狀就明顯改善。報載有某師大李姓教授因兩個小孩下肢肌肉萎縮症，預後不樂觀而跳樓自盡，我想如果他願用仲景的醫療方法，應能獲得相當程度的改善。

二〇〇五年十月十七日，高雄一位劉女士兩腿痿軟，不會走路，在高雄幾家醫院檢查，無任何不正常。經她親戚推薦坐輪椅來診所，我考慮她遠道而來，行動不便，交代拿我處方找高雄醫院附設中醫部（原是西醫後轉中醫）的黃川鐘醫師繼續服藥治療，十二月中已可走路上班。所以我發現小建中湯加健脾補氣藥，對肌肉萎縮症有相當好的療效。

會出現痿症，在《內經》已說明「肺熱葉焦」「陽明無熱不成痿」，除用小建中湯外，可加二妙散、三妙散、四妙散，都有獨特之效。

5 炙甘草湯

【出處】

《傷寒論・太陽病中篇》第71條：「傷寒脈結代，心動悸，炙甘草湯主之。」

【組成】

甘草四兩炙、生薑三兩切、桂枝三兩、麥門冬半斤、麻子仁半觔、大棗十二枚擘、人參二兩、阿膠二兩、生地黃一觔。上九味以清酒七升、水八升，先煮八味取三升去滓，內阿膠，烊消盡，溫服一升，日三服。一名復脈湯。

概說

本方出自《傷寒論・太陽病中篇》第71條，原條文：「傷寒脈結代，心動悸，炙甘草湯主之。」有位中醫大老張家馴道長，對本條文有意見，因為結脈與代脈很少同時存在。就脈學而言，緩脈中有歇止現象為結，即結脈；代脈則是數中一止，數脈是每分鐘至少一〇四次以上，緩脈則是每分鐘七十二次以下，因此脈不可能每分鐘一〇四又是七十二同時出現。所以應在「結代」兩字中間加「、」號，否則可記敘成「緩中有一停頓或數中一停」，而數應說是促脈，有人跳十次停一次，有人二十次或三十次停一下，特徵是有規律的停；代脈則是動而一止，不規則。通常會出現代脈，不是外傷、被打、墜樓，就是久病體虛，而婦女受孕也會出現。一般而言無立即之危險，但無緣無故出現，預後就不好。

臨床上我看過兩個病例。一是較特殊的，住台北金華國中旁的老先生，曾在金融機構擔任處長，有嚴重糖尿病，學生介紹我去看診，一入門就聞到濃厚的尿騷味，切脈時，脈象紊亂，時促時亂，老先生告之從小脈象就是這樣，也活到八十多歲，這是特殊案例。

另一是住永和智光商職對面保健路的賴老先生，因重感冒，精神萎靡，狀況很差，他乾女兒要我看診，我將預後告訴家屬，注意照護。未料隔了很長時間，再度不適要我再去看。我聽後大吃一驚，竟然能再存活相當時間，仲景先生也好，老祖宗也好，都告訴我們如出現代脈，預後都不好，但也有特殊狀況，如未臨床所見，很難了解。

前面提到的張家馴老前輩，對文獻的鑽研與臨床觀察體驗都很深入，令我欽佩不已。我們的結緣是我任《傷寒論》講座，他以聽眾身分旁聽，聽後對很多人讚許我是他聽過《傷寒論》課程中，條理最分明、解說最清晰的同道。目前台灣擁有兩張中醫師執照的，只有他老人家，可謂碩果僅存。原來他在大陸已考取一張，來台後有人傳言他是用買的，他於是又再考一張，實力驚人。由於張老對我期許甚深，雖已年近九旬，但仍不時嘉勉我，而成莫逆忘年之交。

主治病症

1. 心悸

近年來我發現心悸者越來越多，可能是工作壓力大，或熬夜晚睡，長期疲勞，導致心臟不規則怦怦亂跳，但因心臟需將血液輸送四肢末梢，不得不加速搏動。服炙甘草湯後，有調整搏動次數的作用。因本方內的人參、桂枝有強心作用，生地、麥冬、阿膠營養可充分供應心臟所需，因此心悸怦怦亂跳的現象可以獲得改善。

2.不規則脈

簡稱不整脈。一般正常人是每分鐘七十二次，我多年前參加重陽節敬老義診時，看過二〇四次的小學柯姓老師。經某大醫院給予毛地黃，八年半服後變每分鐘四十七次，我建議不要再服，他說醫院告訴他，經檢查服毛地黃血液中尚未發現中毒現象，不必擔心。我說等到發現中毒已太晚，但他已害怕再承受每分鐘二〇四次的痛苦，後來如何，因未追蹤，故不得而知。

造成心律不整原因很多，在《金匱要略》第十三章〈痰飲咳嗽病脈證並治篇〉談到：凡久嗽數歲必耗氣傷陰，久病就成痼疾，久病成虛勞，因此會出現不整脈。有人是二尖瓣、三尖瓣脫垂，室中膈缺損，心臟瓣膜閉鎖不全等等因素。服炙甘草湯即可藉此而調整。（按此方係由生脈飲、桂枝湯、麥門冬湯架構組成。）

3.養顏美容

台灣經濟起飛於六〇年代（一九七二年），到八〇年代（一九九一年）才真正開花結果，創造出經濟奇蹟。當時真是台灣錢淹腳目，生活水準大幅提昇，也開始流行整型美容。曾有媒體揭露高中生竟花費千萬元美容換膚，真到了窮奢極欲的地步。近年某國營事業所產膠原蛋白，製造面膜商機百億。

其實人的容貌來自於精氣神是否充足，只要氣血充沛，循環正常，就會青春永駐，借助外在面膜等化粧品，僅是短暫表面工夫。我長期觀察服用炙甘草湯，常有預想不到的效果。因為本方中的人參能促進血液循環，生地含鐵量高，麥冬、阿膠營養成分高，尤其阿膠能促進骨髓造血功能，且生地、麥冬、玄參就是增液湯，火麻仁屬桑科植物，有通便作用，近期《聯合報》報導台中市長喜歡用麻葉燉雞，主要是取麻葉滑嫩，不用芶芡就可滑順入口，入胃增加腸蠕動，可改善習慣性便秘。

因此本方對人體血液循環、新陳代謝、造血、排便，可說面面俱到，長期服用對各部器官都有產生生氣蓬勃作用，精氣神自然充足，人體就容光煥發，何須藉助動輒數千或數萬保養品，卻又只能取得表面短暫效果而已。

現代醫學對美容的方劑幾乎用荷爾蒙，但也出現後遺症，就是引發癌症。炙甘草湯就是很好的美容養顏方劑。

4.更年期潮紅潮熱

不論男女，到下午三至五點或五至七點的申酉時，會出現陣陣發熱現象，稱為潮熱。由於本方內有麥冬、生地、阿膠滋陰，平衡陰陽，潮熱現象可獲緩解。臨床上我會加鱉甲、地骨皮，但鱉甲有腥味，口感較差且價位較高；另加柏子仁以安神。

5.甲狀腺機能亢進

早在隋朝的時候，有位醫家巢元方先生就有一本全世界最早方病理學著作，稱為《諸病源候論》，或稱《病源總論》，裡面共有一千七百多論，其中就有關於甲亢的敘述，一般稱為「癭瘤」（按：淋巴腫瘤則稱為「瘰癧」），與居住環境即地域、飲食有關。甲亢在臨床上嚴重的會有凸眼（像金魚眼睛）、大脖子、心悸、潮熱、冒汗、手抖等現象。針對心悸可用本方搭配加味逍遙散、真人活命飲加柏子仁、遠志、石決明而獲得完全改善。

第3篇

麻黃湯類

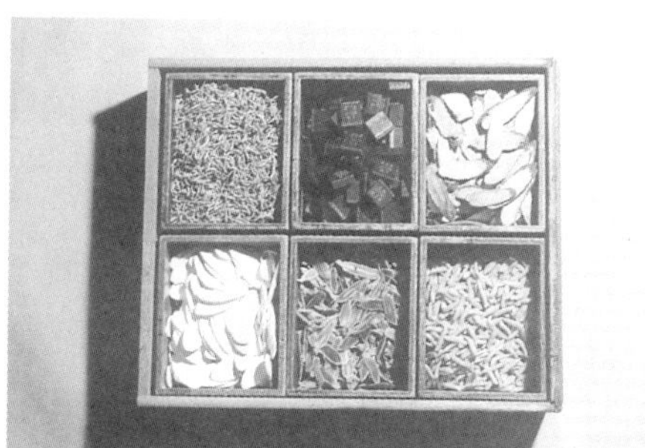

1 小青龍湯

【出處】

《傷寒論・太陽病下篇》第113條：「傷寒表不解，心下有水氣，乾嘔發熱而咳，或渴，或利，或噎，或小便不利，少腹滿，或喘者，小青龍湯主之。」第114條：「傷寒，心中有水氣，咳而微喘，發熱不渴。服湯已，渴者，此寒去欲解也，小青龍湯主之。」

【組成】

麻黃三兩去節、芍藥三兩、五味子半升、乾薑二兩、甘草三兩炙、半夏半升洗、桂枝三兩、細辛三兩。上八味以水一斗先煮麻黃，減二升，去上沫，內諸藥，煮取三升去滓，溫服一升。

概說

本方出自《傷寒論・太陽病下篇》第113、114條。第113條原條文：「傷寒表不解，心下有水氣，乾嘔發熱而咳，或渴，或利，或噎，或小便不利，少腹滿，或喘者，小青龍湯主之。」在傷寒表證不解時，通常脈象浮緊，並出現頭痛、身痛、發熱、無汗、惡寒，而心下——胃，又因外感產生水氣，引發乾嘔發熱而咳，或渴……或喘的症狀時，就應以小青龍湯治療。

第114條原條文：「傷寒，心中有水氣，咳而微喘，發熱不渴。服湯已，渴者，此寒去欲解也，小青龍湯主之。」本條的條文，吳謙先生有他的獨到看法，他認為本條文如果重新組合，後世較能體會了解。所以改為「傷寒心中有水氣，咳而微喘，發熱不渴，小青龍湯主之」一個段落；「服湯已，渴者，此寒去欲解也」另一個段落。

為什麼服小青龍湯會渴？從組成可知，八味藥中有五味藥屬辛溫或辛熱。其中麻黃、桂枝、半夏、乾薑、細辛，都是辛溫、辛熱之品，加甘草、五味子則為七味，只有芍藥是酸寒的。照理說，小青龍湯內的乾薑是辣、細辛是麻，故有辣麻感，但服下後卻感覺酸酸的。原來是仲景先生有其偉大卓見，他認為有些藥口感差，不妨用五味子的酸蓋過辣麻味，如此大人小孩都能接受。

有人以為服小青龍湯會因五味子的酸澀、酸收而排便困難，事實不然；因為仲景先生用芍藥斂陰，體內水份雖被五味子收濇，但因芍藥之功而不消耗。細辛能潤，作用又在腎，《內經》有云「腎開竅於耳及二陰」，臨床觀察服用小青龍湯，大便反而順暢。

主治病症

1. 咳嗽、氣喘、慢性支氣管炎

臨床上，咳嗽、氣喘、慢支用小青龍湯效果已很好，如再加厚朴、杏仁，效果更佳。其機轉如同桂枝湯加厚朴、杏仁。我個人因受類似明朝《醫學廣筆記》作者繆仲醇（希雍）先生特別推崇像紫菀、柏子仁之類藥物的影響，因此咳嗽、氣喘加紫菀有化痰、柏子仁有鬆弛氣管之效，而達到治療目的。

2. 肺脹（肺氣腫）

《金匱要略》第七章〈肺痿、肺癰、咳嗽上氣篇〉第14條：「肺脹，咳而上氣，煩躁而喘，脈浮者，心下有水，小青龍加石膏湯主之。」因此可知，本方可治肺脹、肺氣腫。有一年忠孝東路、八德路附近的一位老太太肺氣腫，原來是長年抽煙。煙齡短，症狀輕，但長年且煙癮重的，幾乎都會罹患肺氣腫。故嚴格來說抽煙百害而無一利。唯一說得過去的是作家藉香煙幫助思考。煙會讓血管收縮，血的含氧量就缺乏。我們可以觀察熬夜又抽煙的人，臉色通常會發青。一般人喝酒血管擴張而臉紅，但邊抽煙邊喝酒的人幾乎面不改色。所以這位因長年抽煙的老太太罹患了肺氣腫及兩手水腫，我們以小青龍加石膏湯消水腫、氣腫，再加丹參、竹茹通絡，效果很好。

3. 淚囊阻塞

風寒外感，有些會影響淚囊發炎，導致眼淚鼻涕像大雨滂沱而下，一天下來一包衛生紙還不夠用。有些則造成淚囊阻塞。有位才一歲多的李姓小女娃，每次號啕大哭都沒有眼淚，就診眼科大夫確診是淚囊阻塞，要施行外科手術，成功率如何、危險性多少皆是未知數。經以小青龍湯加遠志、菖蒲、桔梗等通竅藥竟霍然而癒。另外有位出版社的老闆娘，淚囊阻塞多年，看過不少醫師罔效，甚至遠至湖南（該出版社老闆祖籍湖南，趁返鄉省親之便）就診當地中醫亦未見效。經以本方加通竅藥物治療而癒。之後有數例類此症狀者皆具療效。

2 大青龍湯

【出處】

《傷寒論・太陽病下篇》第104條：「太陽中風，脈浮緊，發熱惡寒，身疼痛，不汗出而煩躁者，大青龍湯主之。若……此為逆也。」第105條：「傷寒脈浮緩，身不疼，但重，乍有輕時，無少陰證者，大青龍湯發之。」

【組成】

麻黃六兩去節、桂枝二兩、甘草二兩炙、杏仁四十枚去皮尖、生薑三兩切、大棗十二枚擘、石膏如雞子大碎綿裹。上七味以水九升，先煮麻黃，減二升，去上沫，內諸藥，煮取二升，去滓，溫服一升。取微似汗，汗出多者溫粉樸之。若汗多亡者遂虛惡風，煩躁不得眠也。

概說

本方出自《傷寒論・太陽病下篇》第104條，原條文：「太陽中風，脈浮緊，發熱惡寒，身疼痛，不汗出而煩躁者，大青龍湯主之。若……此為逆也。」很多人忽略本條具有兩種意義，一是談大青龍湯的主治，另一則是談大青龍湯的使用禁忌。第105條，原條文：「傷寒脈浮緩，身不疼，但重，乍有輕時，無少陰證者，大青龍湯發之。」也是談到運用大青龍湯有其必要的症狀。

首先我們談第104條，「脈微弱」就是心氣不足的意思。當心臟功能低下，又出汗怕風時，誤服大青龍湯，神經傳導產生障礙，肢體末梢——即手腳末端——會冰冷麻木，而且服後電解質不平衡，就會有筋惕肉瞤，加速汗液排泄過多，導致心臟麻痺，嚴重時危及生命。仲景先生告誡我們「服之則厥逆」道理在此，「逆」又指「不當的方法」。

第105條也告誡我們，「傷寒脈理當浮緊，卻出現浮緩脈」，卻又無少陰病的症狀下，才可以用大青龍湯發汗。所謂少陰病，就是「若但欲寐，身重無輕時……」的基本症狀。如果沒有「但欲寐」，即脈微細，心臟無力，昏昏沉沉，大腦缺氧想睡覺的前提下，才可以用大青龍湯發汗。由此也可了解大青龍湯是治療傷寒實證的。我們也提過，少陰病脈沉反發熱，麻黃附子細辛湯的道理在此。

主治病症

1. 濾過性病毒

善用仲景方的同道，通常用本方治小朋友感冒發燒，有意想不到的效果；而且本方是麻桂的變方，口感不錯，患者多能接受。凡罹患濾過性病毒流感的，可加連翹；腸胃性嘔吐，加葦根。

本方之所以能退熱是因為內有石膏劑。仲景用藥，通常有內熱煩躁才會用石膏，本方是麻黃湯及桂枝湯的合方去芍藥改石膏而成，有內熱就表示體溫升高，甚至高熱，石膏劑就是很好的退熱劑。曾有一位醫學會理事長公開演講中，特別推崇並感謝仲景先生留給後世寶貴方劑。但同道又擔心過用麻黃汗出過多會亡陽，殊不知石膏正有一寒一熱的制衡作用。因此不必多慮。

2. 痰飲或水腫

在《金匱要略・痰飲咳嗽病脈證並治篇》提到，水氣病發於腰以下用五苓散、豬苓湯等，第19條原條文：「病溢飲者，當發其汗，大青龍湯主之，小青龍湯亦主之。」痰飲與水腫都是水飲病。病人食少飲多，小便利者，為消渴病；但食少飲多，小便卻不利，就造成留飲，也就是停水飲病，可能全身水腫，也可能局部水腫。

所以本篇第12條提到：「夫飲有四，何謂也？師曰：有痰飲、有懸飲、有溢飲、有支飲。」痰飲多遇秋冬則發，至春夏則止，類似氣喘病，一般停留於呼吸系統間；懸飲停留在肝；溢飲滲透在四肢、皮下組織，也就是最常見的水腫病；支飲則停留在肺。從第12條條文就可了解，水停四肢而成的水腫，大青龍湯、小青龍湯都可治療。

3 麻黃附子細辛湯

【出處】

《傷寒論・少陰篇》第260條：「少陰病，始得之，反發熱，脈沉者，麻黃附子細辛湯主之。」

【組成】

麻黃二兩去節、細辛二兩、附子一枚炮去皮破八片。

概說

本方出自《傷寒論・少陰篇》第260條，原條文：「少陰病，始得之，反發熱，脈沉者，麻黃附子細辛湯主之。」少陰病，一般是嗜臥但欲寐，且一般都屬寒證。《內經》云：「風、寒、濕三者，雜揉合而為痺。」故本方可治寒痺。

主治病症

1.寒痺

痺與閉其實同音同義，就是不通；不通則痛，通則不痛。例如寒痺，因為血管神經傳導不良，導致關節作痛，就可透過本方發汗溫裡通絡，將風邪、寒邪帶出體外，並使血液正常循環而止痛。

麻黃屬草麻黃科，味辛性溫，近年很多人用麻黃素減肥，因為麻黃素能抑制食慾；但使用麻黃素要注意的是，如果是化學合成的麻黃素就容易造成心臟麻痺。民國初年化學家陳克恢先生在天然麻黃中找到麻黃素，透過化學分子方式，開發出人工麻黃產品，如健在，應可獲諾貝爾獎。

附子屬毛茛科，是很好的止痛藥，與天雄、烏頭同類，只是生長部位不同，屬性大熱，只要是寒證，定有療效。

細辛屬馬兜鈴科，曾有人研究三國時代華元化（華佗）對關公身中毒箭而做刮骨療傷手術時，關雲長還能神態自若，定神觀閱《春秋》，除非關雲長本就是麻木不仁，否則華佗應在手術前使用麻醉劑，包括細辛、曼陀羅、白芷，以麻痺其神經，有些作用在局部方面。

細辛可止痛，麻黃辛溫，所以傷寒或天冷人的血管神經遲鈍，如用麻黃附子細辛湯，可溫經行痺止痛。如果寒痺在上身，一般我會加桑枝、薑黃；在下半身，我會加牛膝、薏仁，效果明顯，且對坐骨神經痛亦有療效。

2.因寒痺失音

記得民國八十三年十二月二十二日有一女士突然失音，先到某大醫院耳鼻喉科，服了一週消炎藥，並吩咐不可講話。她已失音，怎能講話？一週消炎藥服下，腸胃不適，來找我時，我望診其咽喉，並無發炎症候，問診吞嚥也無不利。她告訴我圍圍巾時症狀就減輕，我考慮應是寒痺在咽喉部，發音門戶被寒所閉，我以麻黃附子細辛湯加菖蒲、蟬蛻、訶子、牛蒡子、桔梗治療。患者複診描述，一包藥聲音就出來了。臨床上我們看過很多逆風而行、騎車、迎風聊天，出現失音或音瘂現象。

我也發現同道對失音病例，喜歡用鐵笛響聲丸，但口感不好，又有大黃，服後易腹瀉，所以我幾乎不用。

4 麻杏甘石湯

【出處】

《傷寒論・太陽病上篇》第26條：「發汗後，不可更行桂枝湯，汗出而喘，無大熱者，可與麻杏甘石湯。」第27條：「下後不可更行桂枝湯，若汗出而喘，無大熱者，可與麻杏甘石湯。」

【組成】

麻黃四兩去節、杏仁五十枚去皮尖、甘草二兩炙、石膏半斛碎綿裹。

概說

麻杏甘石湯出自《傷寒論・太陽病上篇》第26條，原條文：「發汗後，不可更行桂枝湯，汗出而喘，無大熱者，可與麻杏甘石湯。」第27條，原條文：「下後不可更行桂枝湯，若汗出而喘，無大熱者，可與麻杏甘石湯。」

清朝吳鞠通的《溫病條辨》就有可商議之處，因為麻杏甘石湯作用在上焦，卻出現在〈下焦篇〉。麻杏甘石湯是由麻黃湯去桂枝改石膏而成；換言之，只變換一味藥，就由辛溫解表改為辛涼解表。

主治病症

1. 氣喘

從《傷寒論・太陽病上篇》第26、27條「發汗後……汗出而喘，無大熱者……」「下後……若汗出而喘，無大熱者……」會讓人起疑，為何無大熱，還要用麻黃、杏仁、甘草、石膏？但臨床上取其「汗出而喘」，對熱鬱傷肺的熱極喘症肯定是有療效。

一般「熱鬱肺葉」的病患，體溫未必會上升到四十℃，但會增加心臟負擔，心跳也會增加，而造成呼吸喘促。臨床上的哮與喘是不同的，哮是以聲音為主，聲音如小貓「咻咻」叫；喘是呼吸急促。我們要談的是因「熱極、熱鬱肺葉」造成心臟負擔、心跳加速的氣喘，臨床症狀是嘴唇紅絳，除了用麻杏甘石湯外，宋朝錢仲陽所著《小兒藥證直訣》中的「瀉白散」也很實用。瀉白散以桑白皮、竹葉、地骨皮、甘草組成。桑白皮等於麻杏甘石湯的石膏，因此病人有熱鬱肺葉症狀，如不敢用傷寒的麻杏甘石湯，可用瀉白散取代。

不過無論麻杏甘石湯或瀉白散，功能主治都未提到「熱鬱肺葉，唇紅絳」，脾屬土，肺屬金，脾土能生肺金，所以《內經》治則的「虛者補其母，實者瀉其子」，瀉白散就有這種作用。

明朝的龔廷賢先生，後人稱醫中狀元，也就是范仲淹所說「不為良相，則為良醫」，雖仕途無豐功偉業，醫學卻有建樹與造詣。他著有《萬病回春》一書，是清朝吳謙先生《醫宗金鑑》未出版前，醫家最常用的臨床參考書籍，龔廷賢先生另有一本《壽世保元》，引用麻杏甘石湯加孩兒茶，變成「五虎湯」，台灣青草藥有一味「五虎下山」，單聞其名即可見其威力之猛。五虎湯是因為內有白虎湯的石膏、甘草，故取名五虎湯，主要作用在小兒暴喘，即現代醫學的「急性發作氣喘」，一遇到外感就發作的，效果很好。

但中醫治病要透過辨證論治，當年台大醫院謝貴雄先生借調到國科會生物處長，見小兒科病多不勝數，而憂心忡忡，因此向國科會申請三年計畫，並分三證型研究，腎虛型用六味地黃丸，脾虛型用參苓白朮散，脾腎兩虛用四君子湯加補骨脂、五味子。第二年研究生脈飲、冬蟲夏草，第三年專研「辨證論治」。前兩年成果豐碩，尤其第一年研究成果還在韓國東洋醫學會提報，深受矚目。

我提起這幾段，是強調中醫辨證論治的重要，如實證熱證可用麻杏甘石湯，寒證就應用小青龍湯，可從痰辨寒熱，如痰濃稠為熱證實證，清稀有泡沫就是寒虛證。但因為很多同道沒掌握辨證要領，導致國內成千上萬孩童氣喘疾病無法治癒。而現代醫學對氣喘幾乎用抗組織胺或類固醇，不但無法徹底改善，也衍生一些後遺症。

對熱證氣喘，我們用麻杏甘石湯加桑白皮、浙貝母、柏子仁、紫菀等止咳化痰降氣平喘，效果很好。不過我們用藥同時也會告誡患者，不可吃冰品，因為肺氣虛弱，呼吸的氣管功能低下，一旦食用冰品，在物理熱脹冷縮原理下，食道、氣管馬上收縮，造成痙攣而狹窄，氣體交換不足，氣喘馬上發作。這就是為什麼一到冬天氣喘病患多的原因，因此即使熱證的氣喘也不可飲用冰品。

我們以民國八十九年電腦統計資料為例，氣喘看診人數排名第六，高達三、二〇三人次，難怪媒體報導台北市有數十萬孩童罹患氣喘。

有一位張姓小嬰兒，出生三十五天，高燒不

退，又伴氣喘，住某大醫院二十二天，經人介紹，希望我出診。我看後以麻杏甘石湯加冬瓜子、魚腥草，竟然很快退燒，氣喘也改善了。

另一病案是九十四年元月有某船運公司船長在英國外感發病，高燒不退，送回國內某大醫院，已發病危通知。當時症狀是心臟衰竭、肺浸潤、肝膿瘍、敗血症等複雜症狀，該醫院一籌莫展，經人推介請一名醫周佐宇老前輩。周老告訴患者家屬，這病只有張某某能治。

元月十八日周老帶著一位曾來上課的學員描述症狀後，我根據其症狀加以辨證，對心臟衰竭予生脈飲，肺浸潤又缺氧予麻杏甘石湯加葶根、桑白皮、桔梗。每隔三至五天觀察變化，調整用藥，短短三週，從醫院認為過不了春節的二月五日出院，所有肺浸潤、心衰竭、敗血症都改善，連肝膿瘍七公分也縮為二公分，病家很驚奇，因為之前我也用茵陳、浙貝、花粉等利水軟堅散結。二月十五日親自來診，他太太問我，能否再上船？我囑咐休養半年，再做定奪，聽說現在已回船上服職。

2.皮膚疾病

肺主皮毛，如果體內的熱因為肺氣虛而不能透過皮膚散熱，就會出現頭皮屑、結痂等現象。對這種因肺虛不能散熱引起的皮膚病，除用麻杏甘石湯內服外，還可外洗。如外洗，可先用洗髮液將頭皮洗淨，再用麻杏甘石飲片或科學中藥浸泡。在內服時，我會加桔梗以載藥上行。《內經・至真要大論》云：「諸痛瘡痒，皆屬於心火。」故搭配入心的連翹、瀉無根游火的玄參，以補水治火，再加桑白皮宣肺，對頭皮屑、癢可緩解。

至於脂漏性皮膚病、乾癬、異位性皮膚病，也可運用。我曾看過出生七天即患皮膚病的患者，我治療的邏輯是幼兒罹病應屬先天不足，所以首選六味地黃丸，加上補後天之四君子湯、五味異功散、六君子湯、七味白朮散等健脾方藥搭配麻杏甘石湯，或用六味地黃丸加玉女煎，因為玉女煎是白虎湯的變方，而白虎湯內就有石膏、甘草，故六味地黃丸補先天之不足，麻杏甘石或玉女煎治後天之疾，效果良好。

曾有一位史姓患者，罹患皮膚病四十餘年，服藥後改善很多。

造成皮膚病的原因很多，其中最主要的因素是環境污染、空氣、水質、食物、飲料、蔬果殘留農藥等，因此大家應注意保養。皮膚病在我們八十九年電腦統計資料有二、八三八人次，排名第七。其中皮膚癢的有八九九人次。

3.過敏性鼻炎

肺開竅於鼻，所以治療因熱燥引起的鼻病，我會用麻杏甘石湯。台灣因處亞熱帶，又是海島型氣候，濕熱明顯。尤其台北盆地散熱差，高樓又多，汽車燃料排放廢氣，加上生活飲食不當，形寒冷飲則傷肺，包含其相關的系統。鼻病人數也很多，以八十九年電腦統計資料，看診達七、六九三人次，居第二。

治療鼻病也要透過辨證論治，尤其病灶初起還未傳變就要及時治療，因傳變後果很難掌握。就如熱性病，一有外感伴高熱（燒），就演變為大腦病變，進而成為危急重症。故有人皮膚病長達四十年，七十歲才來治好。所以任何過敏性鼻病、慢性鼻炎，通常我也會用藥同時囑附患者注意飲食，尤其不要冷飲。

在辨症上，如果鼻腔涕濁味腥質黏稠，又有

刺痛感，有微血管破裂現象，則為標準的實證熱證，選用寒涼藥，即麻杏甘石湯、越婢加朮湯加桑白皮、魚腥草、桔梗等藥。如果早上起床，噴嚏連連，直到停止，次數多到不能計算，自己形容鼻涕像水龍頭關不緊；尤其遇到天冷，擤鼻涕把鼻頭擤到紅腫，這就是寒證。此時不宜用麻杏甘石湯，應選用溫熱性的苓桂朮甘湯、葛根湯、小青龍湯等治療，甚至可用溫寒利水的真武湯。

我常在很多演講場合介紹按摩兩個穴道，一是手陽明大腸經的合谷穴，因為手陽明大腸經最後走到鼻兩旁的迎香穴，再配合按壓迎香穴。早年一位黨國元老陳果夫先生在他傳記裡曾敘述患有肺結核病史，中西醫未治好。對於鼻子過敏按迎香、合谷穴，可治療這種頑固性病變。

我也常呼籲校園學生應學會一些急救穴，對健康保養有助益。其實《醫方集解》的最後末篇〈勿藥言詮〉，內容珍貴，但因不列考試範圍，幾乎無人研讀，我第一次介紹這篇文章，竟是一位老外所提，希望我針對此篇文章詳加解說。「勿藥」就是不必用藥，而用擊掌、嗑牙等動作，就能養生。

4. 遺尿與尿閉

會產生遺尿的患者，就臨床觀察統計，都好發於腦血管、腦室病變，含腦中風受傷及老化的人。因為大小便都聽命於大腦意識中樞指揮，所以人到老年機能退化，幾乎回到嬰兒期。根據中醫理論，肺屬金，金能生水，所以小便問題與肺有關。肺又與大腸相表裡，肺為五臟之「華蓋」，是人體最上面的內臟器官，有如皇帝頭上的傘，保護皇帝（心為君主之官）。肺主清肅，濁陰不降，是指大小便也不降。

仲景先生處方都具備雙向作用，以腎氣丸為例，《金匱要略・虛勞篇》指出，因虛勞引發腰痛，虛勞致小便不利，不利則腹脹，腹脹則向後擠壓，就出現腰痛症。另在〈消渴篇〉提到「男子平人，飲水一斗，小便一斗」，前面的小便不利用腎氣丸氣化，小便一斗也用腎氣丸收斂。〈痰飲篇〉提到：「若呼之氣短、心肺之陽有礙，用苓桂朮甘湯以通其陽，陽氣通，則膀胱之竅利矣！」吸之氣短是肝、腎之陰有礙，用腎氣丸以通其陰；陰氣通，則小便之關開矣！故曰苓桂朮甘湯主之，腎氣丸亦主之。第四則出現在〈婦人雜病篇〉第19條：「婦人病，飲食如故，煩熱不得溺。……此名轉胞……但利小便則癒，宜腎氣丸主之。」婦女妊娠，影響膀胱括約肌，造成小便不利，用腎氣丸氣化輸尿管膨脹後就能利小便。

治水腫痰飲有所謂「開鬼門、潔淨府」，有提壺揭蓋法，或俗稱開瓶蓋法。茶壺倒水有氣孔出，水量就可正常流出。我們用麻杏甘石湯治尿閉、遺尿，就引用仲景先生的雙向作用特色，這也是中醫所謂「異病同治」法。

尿閉在現代醫學使用導尿法，將管子插入尿道引出。老祖宗也用蘆葦根從鼻腔灌食，蔥管插入尿道導尿。但這些都只是權宜之計，還不如用麻杏甘石湯的提壺揭蓋、宣發肺氣而利小便的方法。

第4篇

葛根湯類

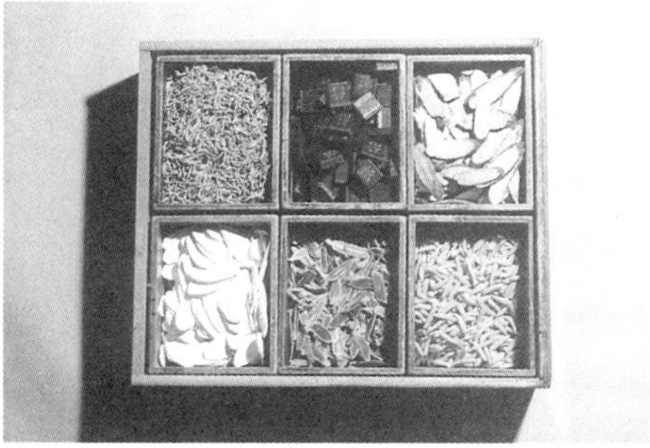

1 葛根湯

【出處】

《傷寒論・合病併病篇》第345條：「太陽陽明合併，必自下利，葛根湯主之。」〈太陽病篇〉〈陽明病篇〉亦有。

【組成】

葛根四兩、麻黃三兩去節、桂枝二兩、芍藥二兩、甘草二兩炙、生薑三兩切、大棗十二枚擘。

概說

在《傷寒論》百餘方中，有關麻桂合方或變方中，較常用的方劑有葛根湯等等。

葛根湯出現在《傷寒論・合病併病篇》，但在〈太陽病篇〉〈陽明病篇〉中也屢次提到。葛根屬蔓藤類的豆科植物，在地下可結成數十斤的球莖塊狀，內含豐富澱粉，日本人將葛粉製成類似嘉義新港飴的食品給小朋友食用。葛根可升發陽明胃氣，以現代醫學而言，就是促進腸胃液的分泌，改善腸胃消化功能。《內經》有云：「腎為先天，脾、胃為後天。」因此先天不足，可藉後天之補養健身，所以葛根有改善腸胃消化功能，自可增強免疫功能，達到未病防治的效果。

〈太陽病篇〉有很多風寒兩感症狀常用此方

，陽明經病也會用到。這裡談到的陽明病也包括足陽明胃經，循經起於交頞中，下循鼻外的迎香上升到頭面，所以臉部疾病或頭痛，也會選用葛根湯治療。「太陽、陽明合併，必自下利，葛根湯主之。」風寒兩感，造成腸胃型的感冒，可用葛根湯。另外，在剛痙柔痙的病症中，出現項背強几几，就是頸部、肩背部顯得僵硬，轉側不利，屬於剛痙，用葛根湯可很快獲緩解。有人一覺醒來出現落枕現象，也可用葛根湯紓緩。

接下來談談葛根湯的組成。本方是由桂枝湯、麻黃湯演化而來，桂枝湯內的桂枝、白芍、甘草、生薑、大棗全被運用，而麻黃湯內的麻黃、桂枝、杏仁、甘草四味藥中，去杏仁換葛根，並重用葛根而成葛根湯。我們也可說葛根湯是桂麻合方，只是去杏仁改葛根而成。

由於葛根還有抗痙攣效果，協同白芍、大棗、甘草同用，更可緩解痙攣。因為《內經》記載「酸收澀、苦燥濕、甘緩急……」，而甘草、紅棗、白芍等有甘柔緩急之效，就可以有緩解、鬆弛拘急的效果。所以頭、肩、頸緊痛，甚至顏面神經麻痺，用葛根、白芍、大棗、甘草紓緩，症狀很快可以改善。

葛根湯的麻黃屬草麻黃科，含豐富的麻黃素，溫服能興奮交感神經而發汗，透過發汗方法將傷寒之高熱退燒。有人用麻黃的發汗及抑制食慾瘦身。麻黃可止痛，溫服除發汗，也可止身疼腰痛，骨節痠痛；冷服可利尿。

麻黃、杏仁、甘草、石膏組成的麻杏甘石湯入肺，可治熱咳；而麻黃、桂枝、杏仁、甘草組成的麻黃湯除發汗解表外，可治癰疽，代表方就是陽和湯，「疽」是陰症，用陽和湯治療，而「癰」是陽症，辨症方法是紅、腫、熱、痛是陽症，亦即「癰」，而「疽」則是不紅、不腫、不熱而痛為陰症，所以麻黃湯用治癰疽，有療效。

葛根湯中的桂枝，內有桂皮莖，其精油有興奮動脈血管、擴張血管作用。白芍屬毛茛科，內有安息香酸，除能鬆弛肌肉神經外，也是很好的止痛劑，和甘草同用稱芍藥甘草湯，日本的「漢方醫家」稱治腹痛如神。芍藥甘草湯又稱去杖湯，意指服了芍藥甘草湯，病家就不必依賴拐杖行走。

由上可知，仲景先生的處方用藥，除考慮治病外，配伍方面絕不致治此病而生他病，所以葛根湯用甘草、生薑、大棗目的在此。綜觀葛根湯組成及臨床上運用經驗，本方列為我對仲景傷寒方主要方劑是因為治病範圍廣泛，療效又好，頗值讀者參考。

主治病症

1.僵直性脊椎炎

現代醫學對僵直性脊椎炎常用類固醇治療，別無他法，健保局甚至將僵直性脊椎炎列為重大傷病。臨床上，我常用葛根湯、小續命湯加鹿茸粉治療，效果很好。談到僵直性脊椎炎，這幾年從看診對象發現，年齡層有下降的趨勢。台大數學系一年級張姓同學就罹患此病，且常常頭痛。也有位七十八年次的劉小妹妹，未上小學就因關節紅腫熱痛，經治療後症狀改善，但幾年後出現僵直性脊椎炎。經我了解她生活飲食習慣，原來她父親因工作常出外景，母親又在法國留學，幼兒成長期幾乎由祖母隔代養育，難免因偏愛縱容小孩冷飲，結果出現手腳關節類風濕腫痛，並演變成僵直性脊椎炎，小小年紀，實在可憐。此一年齡層下降情勢，值得社會重視。

葛根湯用於僵直性脊椎炎，也可搭配小續命湯加減，或搭配右歸丸、龜鹿二仙膠等加減運用。因為小續命湯也是麻黃湯、桂枝湯的變方，至於右歸丸、龜鹿二仙膠的鹿茸走督脈，龜板走任脈，或單獨加鹿茸粉，因為鹿茸粉走督脈，有溫陽而緩解僵直效果；但因鹿茸粉價格較高，非不得已不使用。運用這些方劑時，可另加鉤藤、秦艽以抗痙攣，再加填髓壯筋之黃精、骨碎補、金毛狗脊等藥，臨床觀察，效果顯著。但處方用藥之外，更要叮嚀患者禁食香蕉或冰品之類，因為香蕉內含鉀離子，對筋骨病症有不利影響。

2.頭痛

前面提到，陽明經循行經前額頭面，因此前額眉稜到後腦太陽膀胱經的頭痛、僵硬，用葛根湯加引經藥白芷，再加含豐富精油的荊芥、川芎擴張血管，可達到通者不痛的止痛效果。

3.頭部、眼皮不自主抽動、眨眼

葛根湯用於眼皮不自主抽動效果也很好。眼皮抽動，在西醫的治療，幾乎都是注射肉毒桿菌，但頂多維持一個半月到三個月，且費用昂貴，也非正統的治本方法。但我們用葛根湯，取其葛根、大棗、甘草都有鬆弛作用，芍藥、甘草又有解痙效果，再加鉤藤、秦艽都是鬆弛解痙的藥。有一老婦，一坐下頭就不自主地左右搖動，看遍中西醫都無效，最後找到我們，以葛根湯為主方，配上述單味藥，將老人家多年宿疾治癒。也有位中醫同道，小孩還未上小學，頭部不自主點頭，就如烏龜頭部伸縮顫抖，讓這位同道及家人困惑不已。我們也用葛根湯，只服一週，症狀就緩解很多。

4.過敏性鼻炎

葛根湯用治鼻過敏、鼻炎，也有很好療效。台灣屬海島型氣候，平常濕氣就重，尤其有時候已到三月，卻仍寒氣逼人，細雨綿綿，以致感冒或鼻過敏患者驟增。西醫對過敏性鼻炎多用抗組織胺，雖有療效，但副作用是服後會嗜睡。記得有一年春節，我們同道組團到紐西蘭旅遊，領隊當時鼻過敏發作而不適。同團一位某同道竟拿西藥抗組織胺給領隊服用，結果領隊走到哪睡到哪。如果開車前服用，難免因瞌睡而發生車禍，對生命安全影響很大。

我們對氣候因素的鼻過敏，選用葛根湯為主方，再加抗過敏的荊芥、防風、蟬蛻、薏仁，效果就很好；如伴眼癢，再加木賊草。

5.酒糟鼻

酒糟鼻用葛根湯療效很好。既然陽明經上升頭面，所以頭面症狀，除了前面所說頭痛、鼻過敏外，酒糟鼻我也用葛根湯加清熱藥。有位大直國中的楊老師鼻子始終充血，民間稱酒糟鼻，我從《內經》「熱傷陽絡則吐衄」為辨症思維，用葛根湯加涼藥如連翹、元參、桑白皮、牡丹皮等藥治療，效果很好。另一位緬甸華僑蘇先生，酒糟鼻很嚴重，我以葛根湯及上述單味藥，服數星期後，充血症狀就改善。

6.眼麥粒腫

麥粒腫是眼科病的一種。現代人因膏粱厚味

或烤炸食物及依賴電腦而久視螢幕，造成眼睛視力受損，組織器官的病變，麥粒腫就是其中一種。

西醫用手術，但我們用《內經》的辨症思維，眼睛的組織系統，紅血脈由上而下屬太陽經，紅血脈由下而上屬陽明經，紅血脈呈輻射狀則屬少陽經病，因此選用陽明經代表方的葛根湯加眼科藥，如青葙子、決明子、茺蔚子、車前子等搭配，麥粒腫就好了。

7. 睫毛倒捲

睫毛倒捲的患者，我也根據《內經》診斷基礎，上下眼皮屬陽明經即腸胃系統，選用葛根湯，並思考「脾開竅於口唇及環狀組織」，而眼眶也是環狀組織，因此加健脾補氣藥，如黨參、黃耆、懷山藥等藥，也有相當效果。

8. 重症肌無力

重症肌無力會造成眼皮下垂，西醫的看法是胸腺瘤引起，治本的方法是切除胸腺瘤。前行政院長唐飛就曾因此動手術，但情況亦未改善。也有人服大力丸（應屬類固醇之類），效果有限。但我們用葛根湯為主方，效果很好。有一空軍少校罹患此病，服用葛根湯後痊癒。

9. 腸胃型感冒（腹瀉）

前面有提到「太陽陽明合病，必自下利，葛根湯主之」，這種腸胃型感冒造成下利，如協同平胃散或五苓散、胃苓湯、四君子湯、五味異功散、六君子湯、七味白朮散、香砂六君子湯等方劑，加懷山藥、薏仁，下利症狀可明顯改善。本病症用葛根湯有止利效果，但如屬病毒性感染，則用葛根芩連湯為佳，因為黃芩、黃連都有清熱解毒殺菌效果。

10. 椎間盤突出、背痛

蔡○○，男，五十四年次，椎間盤突出，僵直性脊椎炎、背痛，來診時，告訴我們曾在某診所花了近六十萬，病還沒治好，痛苦不已。我們以葛根湯、小續命湯及走督脈的鉤藤、骨碎補、續斷、延胡等藥治療，第二診服三週藥，告之痛感減輕很多，負擔也減輕，並請我在處方內不必用椎間盤突出及僵直性脊椎炎、背痛等藥，而專治右手手叉部、手掌兩側魚際的神經痛。原來他的職業是水泥灌漿工，在灌漿完畢還要用空壓機打實，因此手掌被機器長期振動，造成神經痛伴肌腱炎。我以黃耆五物湯合佛手散加丹參、竹茹、桑枝、薑黃等藥治療，症狀也減緩。

他也帶著因考試壓力大的女兒治痤瘡，我以開竅醒腦藥治療；兒子發育不良，我以開胃進食藥如五味異功散等加味；太太也來，還到處宣揚我們收費低廉，效果又好。所以葛根湯對椎間盤突出、背痛等也有療效。

2 葛根芩連湯

【出處】

《傷寒論・太陽病上篇》第35條：「太陽病，桂枝證，醫反下之，利遂不止，脈促者，表未解也，喘而汗出者，葛根芩連湯主之。」

【組成】

葛根半斤、黃芩三兩、黃連三兩、甘草二兩。

概說

本方出自〈太陽病上篇〉第35條，原條文：「太陽病，桂枝證，醫反下之，痢遂不止，脈促者，表未解也，喘而汗出者，葛根芩連湯主之。」桂枝湯證理應以解肌發汗法治療，但醫者卻「誤下」，即以攻下瀉下法，所以造成下痢不止。而桂枝湯證出現的是緩脈，但出現「脈促」是因為用攻下法，造成心臟跳動加快，產生代償性的反應。「表未解也」就是表證仍在。「喘而汗出」是因為誤下，脈搏跳動快，造成喘又出汗，表示邪熱已進入陽明，所以縱使仍有桂枝表證，也應用葛根芩連湯治療。以攻下瀉下法，就會導致治療錯誤的情形。

本方在《傷寒論》只出現一次，在本方前有桂枝人參湯，即理中湯的變方：「太陽病，外證未除，而數下之，遂協熱而利，利下不止，心下痞鞕，表裡不解者，桂枝人參湯主之。」這種表裡不解，就用桂枝解表、用人參湯解裡。所以我們從葛根芩連湯與桂枝人參湯兩個方劑對比，就可以提供臨床上辨證的依據。如果表未解，而脈緩無力，即使有下利而喘的裡證，就以桂枝人參湯以治利，或以桂枝杏子厚朴湯以治喘。但是誤下造成下利不止，脈促有力，汗出而喘，表證未解，又不惡寒，是熱陷陽明，即使有桂枝之表證，也應從葛根芩連湯治療。

本方用葛根為君藥，黃芩、黃連、甘草為臣藥。用在解陽明肌表，兼清胃中裡熱。吳謙先生特別加按語：「協熱利二證，以脈之陰陽分虛、實，主治固當矣。」也就是以陰脈陽脈辨別病的虛實，是非常恰當的方法；但他接著說：「然不可不辨其下痢之黏穢，鴨溏，小便或白或赤，脈之有力無力。」即黏穢的大便臭不可聞，像鴨子大便軟軟地就不臭，鴨子的溏便是因邊吃邊拉，在腸管停留時間短。小便亦同，通常小便前段不臭，後段沉澱的味重，桂枝湯證的小便通常是清白，葛根芩連湯的小便是紅赤。另外脈有力用葛根芩連湯，緩而無力用桂枝人參湯。有人治療幾個月、幾年未好，就是辨證不清。本方也告訴我們，若誤下會造成脈促現象。為何會脈促？除誤下之外，食物消化不良、積囤於腸胃也會造成促脈，在臨床上還有另一原因就是心臟瓣膜閉鎖不全，二尖瓣脫垂所致。所以辨證要謹慎。

《傷寒論》是熱性傳染病專書，告訴我們疾病的發展過程，例如桂枝湯症處理不當，會演變成葛根湯症；葛根湯症處理不當，會演變成葛根芩連湯症，再處理不當就變成承氣湯症。

主治病症

1.急性腸胃炎或傳染性腸胃病症

有一位學員的公子是台大化學系畢業，服兵役休假返家，飲水不當上吐下瀉，送三總急診，打點滴。因當日是星期假日我休診，學員來電找到我。我要他當晚九點半來診所配藥，拿回三總服後，上吐下瀉止，只剩腹痛，症狀緩解很快。

病蓋頭的「痢」是有細菌病毒感染所致，臨床見證為口渴、腹痛、尿赤短少、大便臭穢黏滯、發熱等等。如阿米巴菌感染、痢疾桿菌感染、金黃葡萄桿菌感染等屬之。至於沒有病蓋頭的「利」，是由於本身腸胃功能虛弱所致。臨床見證為口淡、唇白、腹微痛、小便清長、大便稀溏、手腳冰冷，很容易辨證。

2.腸病毒

一位蘇姓中醫同道小孩腸病毒，也用本方很快就緩解。但是方中黃芩、黃連都是大苦大寒的藥，難以入口，所以如何改良方劑口感，可能有待專家研究也。

3.目赤、眼睛紅腫

通常西醫會診斷為角膜炎。板橋海山國中楊姓同學，眼角膜炎，病發三個月就診眼科未癒，我們給本方服用後，很快痊癒。回眼科複診，眼科醫師納悶，為什麼三個月沒好，又突然痊癒。這位小朋友更感好奇說：「中醫竟然也可以治眼睛的疾病！」我告知早在《內經》時代就已對眼睛有了相當的認知。《靈樞經・大惑論》就提到：「五藏六府之精皆上注於目。

」而到了唐朝有位孫思邈先生就已經寫了一本眼科專書叫做《銀海精微》。這表示我們中醫宣傳或推廣不力。但治療目赤的前提是要有腸胃系統造成的症狀才可以。陽明經痛就有「目痛」症狀，而目痛就會伴有目赤。

4.口腔糜爛、吞嚥困難、頭痛：口瘡

因為睡眠障礙，排便困難，造成穢氣上逆而口腔潰破。西醫通常會給維他命B和C服用，但沒效果。用本方合甘露飲加連翹、遠志、竹茹，搭配外用藥如冰硼散，效果很好。

5.酒糟鼻

一位國中楊老師，酒糟鼻，鼻端皮下血管膨脹，所以鼻子顯得紅紅的。我以「陽明經上升頭面」，尤以大腸經走到鼻子的迎香穴，經絡辨證方法，用本方治療，很快就痊癒。多年來，累積治癒這種病案數字可觀。

6.失眠

陽明經病「身熱煩渴，目痛鼻乾不得眠，不惡寒反惡熱者，陽明經病也。」又《黃帝內經》有「胃不和則臥不安」。通常胃是處於亢奮狀態，用本方加安神藥，也有相當療效。

7.呼吸神經系統疾病

本方組成，其實就是消炎抗生素。有因腹痛、嘔吐吞酸進而頭痛，是因陽明經上升頭面，用本方可緩解陽明經病。另有神經炎、腦炎、腦膜炎、精神病等症狀，也可使用。但因本方黃芩、黃連味苦，很多小孩或大人不願接受；如果改善劑型，如用膠囊再濃縮倍數，減少吞服苦感，相信更能讓大眾接受，這種構想有賴學者專家研發。

第5篇

白虎湯類

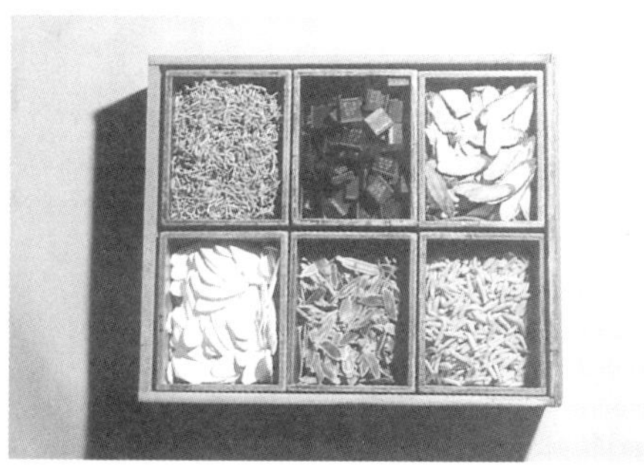

1 白虎湯、白虎加人參湯

【出處】

《傷寒論・太陽病上篇》第20條：「服桂枝湯大汗出後，大煩渴不解，脈洪大者，白虎加人參湯主之。」〈太陽病中篇〉第66條：「傷寒若汗若吐若下，後七、八日不解，熱結在裡，表裡俱熱，時時惡風，大渴，舌上乾，燥而煩，欲飲水數升者，白虎加參湯主之。」〈太陽病下篇〉第112條：「傷寒無大熱，口燥渴，心煩，背微惡寒，白虎加人參湯主之。」〈陽明病篇〉第142條：「傷寒脈浮，發熱無汗，其表不解，不可與白虎湯；渴欲飲水，無表證者，白虎加人參湯主之。」〈陽明病篇〉第165條：「……若渴欲飲水，口乾舌燥者，白虎加人參湯主之。」〈三陽合病並病篇〉第350條：「三陽合病，腹滿身重，難以轉側，口不仁，面垢，譫語，遺尿，發汗則譫語，下之則額上生汗，手足逆冷，若自汗出者，白虎湯主之。……傷寒脈滑而厥者，裡有熱，白虎湯主之。」

【組成】

(一)白虎湯：知母六兩、石膏一斤、甘草二兩、粳米六合。

(二)白虎加人參湯：上方加人參三兩。

概說

本方第一次出現在〈太陽病上篇〉第20條，原條文：「服桂枝湯大汗出後，大煩渴不解，脈洪大者，白虎加人參湯主之。」理論上，表證服桂枝湯治療大汗出後，熱象應獲得改善，為何仍出現大煩渴不解？原來是大汗造成體內營養物質隨汗液流失，脈也因汗液流失造成洪大脈象。吳謙先生的注解是：因病邪演變成陽明病，津液為大汗所傷，才會胃中乾燥，用白虎加參湯清熱生津，煩渴就獲改善。

第二次在〈太陽病中篇〉第66條又提到：「傷寒若汗若吐若下，後七、八日不解，熱結在裡，表裡俱熱，時時惡風，大渴，舌上乾，燥而煩，欲飲水數升者，白虎加參湯主之。」傷寒若經汗吐下法，七、八日不解，病會持續發展，造成熱結在裡，表裡俱熱，時時惡風，大渴，舌上乾燥而煩，欲飲水數升。用白虎湯治療，因為白虎湯外解肌熱內清裡熱。

第三次出現在〈陽明病篇〉第142條，原條文：「傷寒脈浮，發熱無汗，其表不解，不可與白虎湯；渴欲飲水，無表證者，白虎加人參湯主之。」

第四次在〈陽明病篇〉第165條，原條文：「傷寒無大熱，口燥渴，心煩，背微惡寒，白虎加人參湯主之。」白虎加參湯與附子湯可以做明顯對比。附子湯是大熱藥，白虎湯的石膏是大寒藥，何以可用來做辨證之對比？因為少陰病不口渴，少陰病口中和；陽明病口中不和，也就是口燥渴的意思。背惡寒則不一定是附子湯症的陽虛惡寒，而是陽明經的內熱，使人體背部毛細孔打開，所以會惡寒惡風。用白虎湯走陽明大清其熱，加人參用於照顧毛細孔，因高熱打開後而惡寒也。

第五次出現在〈三陽合病並病篇〉第350條，原條文：「三陽合病，腹滿身重，難以轉側，口不仁，面垢，譫語，遺尿，發汗則譫語，下之則額上生汗，手足逆冷，若自汗出者，白虎湯主之。……傷寒脈滑而厥者，裡有熱，白虎湯主之。」此「厥」是指厥冷的厥。在《傷寒論》談到手腳冰冷的可歸納為四種厥。其一是「熱厥」，沒便秘用白虎湯，有便秘用承氣湯，介於二者之間用四逆散。因為發高燒，臨床上會出現手腳冰冷，體溫越高，手足越冰冷。

另有「寒厥」，即本身正氣越虛，抵抗力越弱，天氣越冷，或緯度高造成手腳冰冷，要用當歸四逆湯或四逆湯。另因寄生蟲將體內營養物質吸收光了，引起營養不良、手腳冰冷，稱「蚘厥」，可用烏梅丸。另有「痰厥」，所謂「痰迷心竅」是指痰飲阻塞使人意識昏迷，影響神經傳導出現手腳冰冷，我們看到氣切的病患，喉嚨被切開，用氧氣罩幫助供應所需氧氣幫助呼吸，這種痰飲阻塞，造成傳導神經障礙而出現的手腳冰冷，仲景先生就用瓜蒂散催吐，把積留在胸膈上的痰飲催吐出來而達到治療目的。

主治病症

1. 四肢冰冷

很多民眾看到媒體廣告某種藥可以治療手腳冰冷就爭相購買服用，其藥物組成我們不得而知。但從概說部分大家可了解，光是四肢冰冷就有這麼多的病因。所以多年來，我是以《傷寒論》辨證論法為基礎，才能掌握病因，並符合「治病必求其本也」的原則。本方能緩解熱象，待熱象解除後，手腳就不冰冷。有位張小姐發燒三年多，還有一位迮小姐發燒十九個月，服白虎湯、白虎加參湯加味很快就退燒了。

2.下積熱

在《金匱要略・瘧病篇》有「牝瘧」，就是下積熱。出現的症狀就是「但熱無寒」，只有發燒沒有惡寒現象。早期的夏季熱，現代醫學一籌莫展，通常會告知患者家屬裝冷氣機，待在家裡吹冷氣不要亂跑；但以前很多家庭環境不好，沒能力裝冷氣機，而且這也非治病之法。我們以白虎湯或白虎加參湯再加退熱藥，但熱無寒症狀就緩解了。

3.尿酸痛風引發肢關節紅腫

包含類風濕性關節炎，急性發作期，予本方服後，獲相當改善。有位七十八年次的劉小妹，未上小學就罹患此疾，手腳關節紅腫熱痛，不能觸摸。西醫用類固醇或秋水仙素，症狀只能緩解未能根治，服此方後多年未再復發。

4.糖尿病

現代醫學認為糖尿病是胰島素分泌失調，但有時未必如此。一般都只將血糖偏高歸為糖尿病，但也有血糖偏低現象的。血糖偏低時會出現兩個現象：肚子餓時直冒冷汗，及為供應能量一直發抖，西醫會囑患者口含巧克力或方糖等甜食升高血液的糖分。臨床大部分患者都是飯前低、飯後高，但我看過好幾例飯前高、飯後低的患者，比如飯前一八〇，飯後反而只有一二〇，為此我請教幾位西醫，他們也無法明確答覆。而白虎湯、白虎加人參湯原條文，可治「煩渴」，就是口乾舌燥，某些糖尿病患者出現此症狀，用本方治療效果很好。

幾年前我曾應中國醫藥研究所邀請演講，談仲景方之白虎湯、白虎加參湯對糖尿病的治療效果，當時有一黃姓女研究員對我講的主題很有興趣。因為她們也做過深入研究，發現本方的知母、石膏、粳米、甘草，每一單味都沒降血糖作用，但經組合在一起同時加上人參，卻發揮了降血糖作用。她們就講了一句令人深思的話：「好神奇哦！為什麼仲景先生懂得將這四味藥組合在一起使用？」我只好回答：「只有請仲景先生從地下起來回答囉！」

有異曲同工之妙的問題是：「為何六味地黃丸的山藥、茯苓、丹皮、澤瀉、山茱萸、熟地可以治療少年型的糖尿病？」我們都知道，六味地黃丸是宋朝小兒科專家錢乙先生依個人見解將仲景先生的腎氣丸（八味地黃丸）去桂、附而成，是考慮「小兒乃純陽之體」，即民間所說的小兒屁股三把火。我們大人冬天穿五、六件衣服保暖，卻以為小孩也很怕冷，用一件件衣服把他們裹成像粽子，反而不易散熱而致病。所以錢乙先生將純陽的肉桂、附子去掉，成為六味地黃丸，反有助小孩發育成長。

一般人對小孩子的照顧本來就不容易，診治病症也同樣不易。所以清朝的溫病專家吳塘先生，又名吳鞠通，除著有《溫病條辨》一書之外，還有〈辨兒難〉與〈辨產難〉兩篇文章，內容有很多獨特見解。他的蔣姓好友曾中肯地對吳塘先生說：「您的《溫病條辨》沒有這兩篇文章寫得好！」吳鞠通先生認為《溫病條辨》是他畢生心血結晶，蔣姓友人竟然會說不如〈辨兒難〉〈辨產難〉，實在難以接受。

這段軼事也讓我想起一句話：「一個人要講真話、老實話是很痛苦的。」我還常感嘆：「講真話、講老實話甚至會走向滅亡之路。」社會上常發生某些政治人物明明已犯錯，卻一再為自己辯解，因為他們知道說真話或承認錯誤就有牢獄之災。但我認為朋友之間還是當諍友才是真正的朋友。日前看一位門姓女病患因骨癌，醫師告訴她生命只剩三到六個月，試想如果一個人沒有堅強求生意志，聽到醫師告訴她的生命終期，反而可能加速病患的崩潰。不過我認為我們還是不要輕易為病患算命比較好。

5.中暑

有人把傷暑與中暑混為一談，事實上我們中醫是分得很清楚的，辨症不同，用藥也截然不同。所謂「中暑」，是在赤日長途跋涉出很多汗，未補充水份、營養或適度休息，或是過度勞動、操練、站立太久、流汗過多，就容易中暑休克。白虎加參湯可以強心退熱止汗，達到治療效果。

我常告訴大家，夏天要做好預防中暑，因為預防勝於治療；可常以強化心臟功能的生脈飲當做飲料，本方只有三味藥，人參強心補氣，五味子斂氣以防耗氣，麥冬可以滋養陰液（汗液），烈日常服可收預防之效。

「傷暑」則是受暑納涼，夏天吹了冷氣，喝冰冷飲料食品。使毛細孔閉塞，體內的熱氣無法透過排汗或小便排出，產生發燒不適症狀。早期沒有冷氣時代，很多人到了夏天晚間因為上半夜很熱，就睡在樹下或在樓頂躺在行軍床上；但下半夜氣溫下降，冷醒時，卻已感身體不適，這就是受暑納涼。

所以為什麼老祖宗會告訴我們養生名言：「冬天蘿蔔夏天薑，不用醫師開處方。」夏天別人喝冷飲止渴消暑卻生病，而吃生薑的人反而不病，就是靠生薑發汗散熱。冬天吃蘿蔔其辣素可殺菌，營養價值又高，不容易生病就不需醫師開處方。

尤其現在的時代，一日數變，從新新人類、新世代、E世代……發生的事情無奇不有，我行我素，千奇百怪的病症也一一出現。面對社會變遷快速，教導莘莘學子的老師真是了不起，我們很佩服。但還是有些老師因學生問題層出不窮，無法承受而跳樓自殺。有學校學務長下課後聽到電話鈴聲就心生恐懼，因為常有學生家長來電問他們小孩放學為何還未到家？這些重責大任的壓力加上夏日高溫，很多年輕老師，輕則疲憊不堪，重則不孕、不育或罹患其他精神官能症，甚至厭世。

夏日中暑可用白虎湯、白虎加參湯治療，要預防則可常飲生脈飲；至於夏日汗出多，水分補充不足，造成小便量少，甚至小便不利，則用六一散（滑石、甘草兩味藥，若再加硃砂則變為益元散。但現在衛生主管機關建議盡量不要使用硃砂，因為裡面含有汞，即水銀成分，易引起中毒），使身心保持平衡狀態，樂在工作或樂在休閒。

2 竹葉石膏湯

【出處】

《傷寒論・瘥後勞復食復陰陽易病篇》第360條：「傷寒解後，虛羸少氣，氣逆欲吐，竹葉石膏湯主之。」

【組成】

竹葉二把、石膏一斤、半夏半升洗、麥門冬一升去心、甘草二兩炙、粳米半斤、人參二兩。

概說

本方出自〈瘥後勞復食復陰陽易病篇〉第360條，原條文：「傷寒解後，虛羸少氣，氣逆欲吐，竹葉石膏湯主之。」本方是從白虎加參湯去知母，加麥冬、半夏、竹葉發展出的。《醫宗金鑑》作者吳謙先生的注解提到：傷寒解後，出現虛羸是因為外感寒邪傷人體正氣，而少氣則是熱邪所傷；氣逆欲吐是因「餘邪挾飲犯胃」。換言之，虛羸傷形，熱傷氣，用竹葉石膏湯是益虛清熱以降逆氣。

吳謙又另有看法，即白虎湯變為竹葉石膏湯是著眼於「以大寒之劑易為清補之方，此仲景白虎之變方也」。所以多年來我告訴同道，如果不敢用白虎湯，可以用白虎加參湯；不敢用白虎加參湯，就用竹葉石膏湯。

本方是針對外感熱病出現虛羸，即虛熱又伴有氣上逆而欲嘔吐症狀，與理中丸恰成對比。本方以人參、甘草、粳米補氣，半夏降逆止嘔，麥冬、石膏清熱，並以人參制石膏之大寒。仲景先生有半夏、生薑組成的小半夏湯，又有小半夏加茯苓湯。

汪昂先生的《本草備要》，特別標榜「東垣曰：『薑半為止嘔聖藥。』」其實值得商榷。因為生薑半夏止嘔是仲景所創，而非東垣先生。對外感熱病引起腸胃系統不適，造成胃氣上逆欲吐，我用竹葉石膏湯，不但效果快，口感又好，小朋友反而對中藥有良好印象。前面曾介紹的葛根芩連湯是針對病毒性下痢或腸病毒有很好效果，但因葛根芩連湯大苦大寒，口感不好，小朋友不易接受，反而影響臨床使用的頻率。

本方組成僅七味藥，無一是貴重之藥，既便宜，療效又好，口感又好，正符合我倡導「簡便廉效」的精神。

主治病症

1.發燒

從原條文中即可了解，本方有很好的解熱效果。

2.止嘔

氣上逆造成反胃或呃逆，可收止嘔之效。

3.血糖高

有些糖尿病會引起中消症，也就是多食善飢，身體消瘦。用本方加石斛、天花粉、山藥，可發揮降血糖相乘效果。

4.音瘂

由於氣上逆，加上很多人的工作特性必須常說話，如老師、大賣場推銷員、秘書、接線生、特別助理等，消耗過多氣管、食道水份，只要一講話就氣上逆而音瘂。此時加川貝、菖蒲、桔梗、蟬蛻，有止咳降逆化痰開音之效。

5.虹彩炎

以竹葉石膏湯、小柴胡湯加眼科的青葙子、木賊、茺蔚子、谷精子、車前子。以我個人經驗，快則一包，慢則三天就痊癒。九十三年整理本書的謝先生隨我到馬來西亞演講時，左眼畏光羞明腫痛，用衛生紙遮眼，我請順天堂馬來西亞副總配小柴胡湯、竹葉石膏湯、車前子、懷牛膝、茺蔚子，服了兩包，症狀明顯改善，二天份服完就痊癒了。

當年謝先生公司尾牙聚餐，一位女同事也罹患虹彩炎，謝先生幫她到藥房配藥，服下後到吃完晚宴短短三小時，沒人看得出她飯前罹患虹彩炎。這些都是神奇的病案。

多年來對虹彩炎或眼睛氣輪（白眼球）之充血，我都用竹葉石膏湯為主方，效果很好。如果眼壓高，出現腫痛感，則加車前子、牛膝，用意是依《內經》「病在上，取之下」，用懷牛膝引諸藥下行，車前子又利水而不傷陰，使陽明上升頭面之熱向下，即可緩解因熱而紅腫痛症狀。

第6篇

承氣湯類

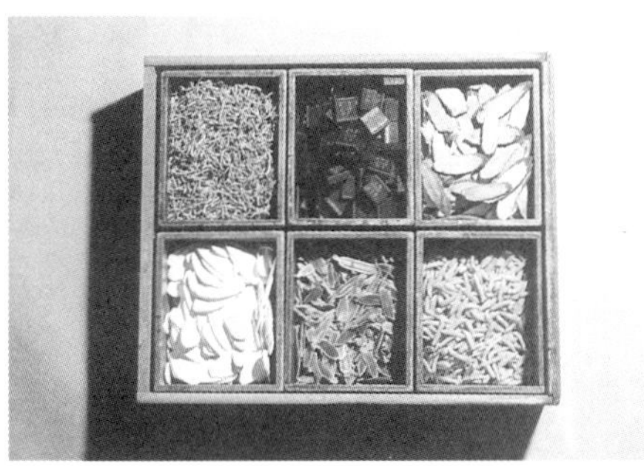

1 承氣湯系列

【出處】

《傷寒論・陽明病篇》全篇。

【組成】

㈠大承氣湯：大黃四兩酒洗、厚朴八兩、枳實五枚、芒硝三合。

㈡小承氣湯：大黃四兩不炮製、厚朴二兩、枳實三枚。

㈢調胃承氣湯：大黃四兩酒洗、甘草二兩、芒硝半升。

概說

承氣湯系列出自〈陽明病篇〉全篇。煎煮很講究，大承氣湯分三階段煎煮：先煮厚朴、枳實，次煮大黃，沸後再放芒硝。如不照此法煎煮，往往不能發揮藥效。我就有過體認，有一王女士是我同事，畢業於師範大學藝術系，與大導演白景瑞先生同學。由於生活作息非常不正常，從早上匆匆忙忙趕交通車進辦公室，看完報紙已十點多才吃早點。中午十二時是午餐時間，老大姐用來補眠。午睡後辦公，四點多才吃午餐，五點多下班開始打牌到晚上十點吃晚餐。周而復始，經年累月，造成腸胃系統紊亂，因此大便失常、便秘。

我生平第一次用此方就是用在王女士身上，但她服後竟然沒反應，當時我懷疑這位老大姐是鐵胃，再查考大承氣湯煎服法才恍然大悟。所以現在病患要用飲片（煎煮），我會坦白告訴患者：「你未必會煎藥，除非醫師告訴你煎煮的程序、步驟。」經多年經驗，我發覺用科學濃縮中藥，也有同樣效果。用煎煮法，一是浪費時間，二是不小心熬焦釀成火災，得不償失。

陽明分經病、腑病，經病症狀是「身熱，煩渴，目痛，鼻乾不得眠，不惡寒反惡熱」；陽明腑病則是「譫語，潮熱，手足腋下濈然汗出，腹滿痛，大便鞕」。但因症狀有輕重之分，才有大小承氣、調胃承氣之分。

後代溫病學家，乾脆將三種加在一起用，變成三一承氣湯。《傷寒來蘇集》作者柯琴先生很不以為然，故在〈傷寒論翼製方大法〉一文中明確區分，調胃承氣湯為胃之下藥，小承氣湯為小腸之下藥，大承氣湯則是大腸之下藥。所以別看組成僅一味不同，臨床運用對象、部位效果就不同。

談到承氣湯類，我想起清末明初傷寒大家曹穎甫先生，又名家達、拙廬。他一輩子善用承氣湯，別人於是稱他為「曹承氣」；他常一帖藥就讓症狀減緩，因此又稱「曹一帖」。台北有位羅明宇醫師是台大生化研究所研究生，考上中醫特考，近年在北京中醫藥大學博士班進修，指導教授是傅延齡教授，研究主題「曹穎甫生平及學術思想」內容充實，態度嚴謹，資料蒐集完備，難能可貴。

我個人認為既要從醫，就要對中國醫學深入研究並發揚光大，才能造福人類。可惜政府執政黨近年全力「去中國化」，我擔心日後，老祖宗濟世救人的寶貴資產會隨「去中國化」而散失。所幸像羅明宇醫師這樣積極學習的人不在少數，否則繼絕學者日漸稀少，就是遺憾又遺憾的事。

反觀現在日本、韓國正大力提倡學中文、學習漢醫，並多方廣泛引用漢方治療，尤有甚者，還將古方視為他們自己的發現或創制，據為自己的智慧財產。中國大陸有鑑於此並有警覺，而將「中國傳統醫學」向聯合國教科文組織申請「人類文化遺產保護」，這些都是值得我們更努力保存與發揚光大的祖先寶貴資源。

主治病症

1.便秘

所謂痞滿燥實「堅」，堅即燥屎排不出，用芒硝軟堅，厚朴、枳實推動，大黃刺激腸管，達到通便效果。由於傷寒發燒消耗體液造成神昏：意識紊亂；譫語：胡言亂語；撚衣摸床：視覺模糊，找不到方向，又常將衣服穿反；不別親疏：分不清親人或陌生人。類似現代醫學的腦膜炎，不立即處理可能造成嚴重後遺症。故老祖先就用急下存陰之法的大承氣湯治療，也就是《內經》「病在上取之下或上病下治」的原則。

如要確診是否為腦膜炎，以現代醫學會用電腦斷層、核磁共振或骨髓穿刺，且不是立即可確診；但我們只要掌握男子十個字、女子八個字即可確定。即「高熱」而出現「神昏、譫語、舌捲、肢厥、囊縮（男子）」。高熱抑制運動神經傳導失常，造成神智不清（神昏），神智不清而譫語，手腳冰冷即肢厥，中樞神經無法控制而舌捲，男子則陰囊會內縮。只要有其中一項症狀，幾乎可以研判已罹患腦膜炎。仲景提出這種簡便有效的方法，值得參考。

2.高燒

台北內湖有個張姓小男生發高燒，先住某綜合醫院，然後轉往某大醫院三個星期，未退燒轉台大，經朋友介紹希望我到台大出診。我在電話問診，其中問到「大便是否正常」，對方答「一週一次」，隨即配大承氣湯加遠志、菖蒲，三天共九包藥，服到第八包體溫明顯下降，手足抽搐減緩而出院。

該幼童原本伶牙俐齒，口齒清晰，因高熱影響語言中樞，變成不會講話；又因高熱導致運動神經受損傳導障礙不能走路（原本是活蹦亂跳的小朋友），故第二階段用清熱化痰湯，復原後再以六味地黃丸、七味白朮散，改善其運動走路。總算把本來一個健康活潑正常的小朋友，卻因便秘高燒演變成急性重症的小命搶救回來。多年後因別的病症來診，我特別恭喜他平安成長，順利就學。

另有一位應老先生，身體很瘦，也是一週甚至十幾天才排便一次，但個性很急，太太陪診幫忙訴說症狀，常被老先生打斷，不准太太插話。我也用過多種方法無效，這是我失敗的病案。

3.熱結旁流

這名詞是出自《溫病條辨》，是指排便時，只排穢水而無食物糟粕。我們人體大腸是一囊一囊的，食物糟粕被卡在腸管囊節間，水份是透過腸黏膜間隙排出，這就是熱結旁流。台北市自來水事業處一位李姓工程師，每天大便廿多次，住某大醫院觀察治療，檢查不出結果。

經我深思研究，發現類似「熱結旁流」，即以調胃承氣湯加當歸、烏藥、木香，服後由每天廿多次降為十六次，穢水間雜有些黏液排出，表示治療方向正確。但家屬心急憂慮的問我：「醫院確認大腸有廿公分的瘜肉，是否要外科手術？」我無法替病患出主意，建議他們家庭會議決定，事後發展如何，我未追蹤，故預後不得而知。

4. 癲狂

精神分裂常因大腦意識中樞錯亂，無法控制自己的言語行為，用本方也是依「上病下治，病在上取之下」方式治療。

5. 中消

中消是上消、中消、下消其一症狀，臨床表現是消穀善飢，即正常人飯後三至四小時才餓，但這類病患是一或兩小時就急著找食物吃。糖尿病患者也常伴有此症狀。我以調胃承氣湯清胃火，再加玉竹、黃精補充胃液，就有飽足感，消穀善飢症狀就可改善。

我第一個病患是台北銀行的章小姐，另一位鄭姓女生食慾很好，一頓飯要六碗飯才飽，但兩人身材都很消瘦，我就是用承氣湯加玉竹、黃精後，症狀很快獲得改善。唯一缺點是會有下利症狀，也因為有腹瀉現象，很多人服了不敢出遠門。所以近幾年我思考無腹瀉感副作用的替代方劑甘露飲加味，還是有很好的療效。

2 抵當湯、抵當丸

【出處】

《傷寒論・太陽病中篇》第89條：「太陽病六、七日，表證仍在，脈微而沉，反不結胸，其人發狂者，以熱在下焦，少腹當鞕滿，而小便自利者，下血乃癒。所以然者，以太陽隨經瘀熱在裡故也。宜下之以抵當湯。」第90條：「太陽病，身黃，脈沉結，少腹鞕滿，小便不利者，為無血也；小便自利，其人如狂者，血證諦，屬抵當湯。」

【組成】

(一)抵當湯：水蛭三十個熬、虻蟲三十個熬去頭、大黃三兩去皮破六片、桃核二十個去皮尖。

(二)抵當丸：水蛭二十個熬、虻蟲二十個熬去翅足、桃仁二十五個去皮尖、大黃三兩。

概說

本方出自〈太陽病中篇〉第89條，原條文：「太陽病六、七日，表證仍在，脈微而沉，反不結胸，其人發狂者，以熱在下焦，少腹當鞕滿，而小便自利者，下血乃癒。所以然者，以太陽隨經瘀熱在裡故也。宜下之以抵當湯。」第90條：「太陽病，身黃，脈沉結，少腹鞕滿，小便不利者，為無血也；小便自利，其人如狂者，血證諦，屬抵當湯。」從文句中我們可體會，是以小便自利或不利為臨床辨證依據。小便不利是無形氣病，又有身黃表現，用茵陳五苓散治療；小便自利者，則為有形之血證，可用抵當湯治療。

幾年前中國醫藥學院曾與日本津村公司合作，由津村公司提撥一筆經費，請中國醫藥學院專門研究許多漢方，其中有學者以抵當湯由直腸輸液法治療腎衰竭導致的尿毒，以避免口服方式。因為口服這種帶有異味的動物藥，不易讓人接受，而且人體胃內之胃液多達數百種細菌，透過口服進入胃內會產生何種化學變化則不得而知，故以直腸輸液不必經過腸胃之消化吸收較安全。大陸已用此法，也有人以此法治中風後遺症，可惜資料不全，難以細述。

抵當丸依仲景認為服下晬時當下血，若不下者更服。意指服下廿四小時（晬時）應會有逐瘀下血的效果，如未下血則續服。不過從兩方的組成，抵當湯應比丸強烈。

主治病症

1. 中風

水蛭令人聞之作嘔，能不用就不要用。有位南投竹山的劉先生中風，我記得就是用抵當湯治療中風，好了七、八成，劉老先生卻再也不服藥。在新莊賣雞的兒子勸他，拜託他續服到痊癒為止，老先生卻對他兒子說：「要服你自己服好了。」藥味有屍腐味，不是一般人能承受，不過病好了大半卻放棄，真是功敗垂成，很遺憾。

2.精神分裂

我對這種病沒有實例，療效多好我不敢多加置喙。以後是否有使用對象要看緣分。

3 桃核承氣湯

【出處】

《傷寒論・太陽病中篇》第88條：「太陽病不解，熱結膀胱，其人如狂，血自下，下者愈。其外不解者，尚未可攻，當先解其外，外解已，但少腹急結者，乃可攻之，宜桃核承氣湯。」

【組成】

桃核五十個去皮尖、桂枝三兩、大黃四兩、芒硝二兩、甘草二兩炙。上五味，以水七升，煮取二升，去滓，內芒硝更上火微沸，下火，生食溫服五合，日三服，當微利。

概說

本方出自《傷寒論・太陽病中篇》第88條，原條文：「太陽病不解，熱結膀胱，其人如狂，血自下，下者愈。其外不解者，尚未可攻，當先解其外，外解已，但少腹急結者，乃可攻之，宜桃核承氣湯。」

桃核承氣湯是調胃承氣湯的變方，用在「其人如狂」，表示大腦中樞的意識中樞受到影響，小腹兩側及臍間緊繃。而抵當湯則為小腹當鞕滿。但我們辨證應著重蓄水或蓄血，蓄水則小便不利，蓄血則小便自利，身黃，且大腦記性低下而善忘；大便色黑，臨床上也應研判是否內臟出血。

主治病症

1.精神官能症

有些女人平常很正常，但月經週期來前，會發狂到四個男人都無法駕馭，因為月經該來不來，造成精神極度緊張、恐慌而發狂。用桃核承氣湯的下法，就可減輕壓力，恐慌如狂症狀就可減輕。

2.痛經

我看過類似《金匱要略・虛勞篇》所提「肌膚甲錯」現象的患者，不必觸診，肚臍周邊出現一條條蚯蚓般紋路，就是因蓄血瘀血導致月經週期疼痛。用桃核承氣湯加元胡索、香附、鬱金活血化瘀，通經止痛，效果很好。

3.尿道炎、骨盆腔炎

有位彰化二林的老先生罹患前列腺癌，西醫連續四次的尿道擴張術都未痊癒，我以豬苓湯、桃核承氣湯，加牛膝、車前子、烏藥、冬瓜子，一劑就改善。另一位高老先生，在某大醫院治療不癒，我用同方處理，痛感立即減輕；後來又出現陰囊腫大，猶如柚子般大，一般稱為水疝，我依然用桃核承氣湯活血化瘀，並搭配豬苓湯，因為豬苓湯走前陰，症狀很快緩解。現在他一有不適就來找我，並說很有緣分，其實這只是醫病關係的一環。

4.腦血管病變

很多中風病人，或車禍導致腦血管病變，血管瘀阻，一般會以開刀處理。但我們用桃核承氣湯加龍骨、牡蠣、荷葉、桔梗、遠志、菖蒲、丹參、川七等潛陽活血化瘀、引藥上行的單味藥，效果很好。病例我在很多醫案都提到，本篇不再重複。如果運動神經抽搐，可加鉤藤、秦艽、天麻等抗痙攣藥，效果顯著。

5.氣血胸

民國九十四年七月十四日，我應陽明醫院中醫科演講傷寒方的用藥要領，恰逢台灣名模林志玲在大陸大連騎馬摔傷新聞不斷的時候，一位同道就問林志玲肋骨斷裂六根，又造成氣血胸，應如何處理的問題。一般來說，氣血胸不一定同時出現。

先談氣胸，我會以小柴胡湯搭配苓桂朮甘湯治療，因為小柴胡湯可治胸脅苦滿，而苓桂朮甘湯可治心肺之陽有礙。且小柴胡湯主治少陽病，少陽管三焦，三焦就是氣化的系統，所以小柴胡湯可加速氣血流通，再搭配枳殼、香附、遠志、桔梗等藥。有林姓兄弟，都患氣胸，兄長在我這看一次就痊癒，弟弟因為是軍人，出現二次氣胸緊急送醫院開刀兩次，做哥哥的是用傳統醫學治療，服一次藥就好，弟弟則用現代醫學開了兩次刀。

有位趙姓患者，也曾做過三次手術，最後還是來找傳統醫學治療。另一位住青田街的孫小姐，早上起床喝了一瓶酵母乳，因為食道一遇冰冷收縮痙攣，呼吸道也間接受影響而狹窄，緊急送國泰急診。所以很多年輕人或運動員，喜歡冷飲，導致氣胸病發率高，嚴重的會因氣上逆而咳嗽，結果氣管黏膜受損，微血管破裂而咳血，劇烈的咳嗽伴咳血，就是氣血胸了。

再談血胸，前段的氣血胸有些是飲食引起，

但血胸多由外傷引起，林志玲的騎馬摔傷、運動劇烈或姿勢錯誤、工作不慎等意外傷害都是主因。除傷口可判斷外，有些內傷都不自知，我們可以從痛解黑便輔助診斷。此時就可用仲景的桃核承氣湯加丹參、田七、鬱金、木香、元胡等活血化瘀、止痛藥。可惜很多醫師不敢用仲景方，事實上桃核承氣湯就是治療蓄血、瘀血的。一般用陳實功的傷科復元活血湯，本方也是由仲景的小柴胡湯演變為四逆散，再發展成傷科復元活血湯，內含氣分及血分藥。

所以在陽明醫院演講後，同道提問時，我做了上述的答覆。如果我們深入了解傳統醫學，不一定要開刀，就算開刀，也可中西結合，加速痊癒。其中最明顯的例子，就是香港鳳凰衛視知名記者劉海若小姐，在英國搭乘火車，重大車禍，病危幾至喪命。其電視台董事長很信任中醫，堅持轉送大陸用傳統醫學治療，兩年時間復原；她回台還喜悅的表示期待重回主播台。其實大家都很清楚中醫西醫的優劣點，只是遭人誤解，令人遺憾。我們先賢常說：殺人的方法越少越好，救人的方法越多越好，可以救人又何必分中西醫？

但因為桃核承氣湯內含大黃製劑，服後往往引起腹瀉，所以要先向患者溝通，以免又批評中藥「副作用」遭致誤解。

在治療蓄血方面，也有一名方為抵當湯，本方也治精神官能症，作用及機轉與桃核承氣湯類似，但藥效較強。《金匱要略》治蓄血有「大黃䗪蟲丸」，癥瘕積聚有鱉甲煎，對腫瘤有活血化瘀軟堅散結之效。但我對抵當湯、大黃䗪蟲丸心有餘悸。有位劉先生中風後遺症，我用抵當湯加味治療，效果雖好，但劉先生服到第九帖就不願再服，他兒子勸慰：「您病已好七、八成，應乘勝追擊，否則全功盡棄。」老先生要他兒子服，原來抵當湯飲片，味如腐屍，惡臭刺鼻，此後我不再用。所以劑型研發，也是藥廠努力的方向。

第7篇

梔子湯類

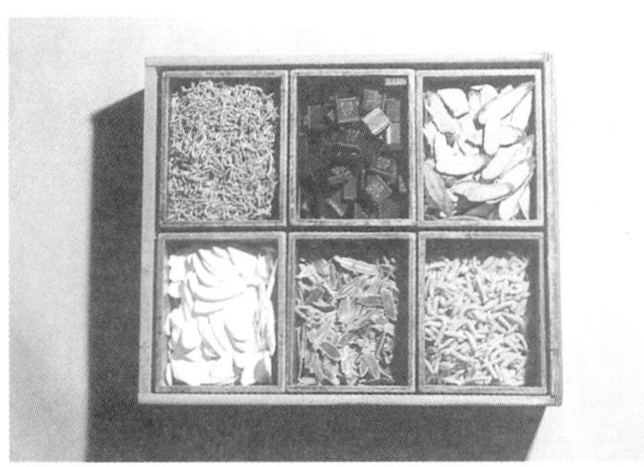

1 梔子豉湯

【出處】

《傷寒論·太陽病中篇》第77條：「發汗若下之而煩熱，胸中窒者，梔子豉湯主之。」第78條：「下利後更煩，按之心下濡者，為虛煩也，宜梔子豉湯。」第81條：「傷寒醫以丸藥大下之，身熱下去，微煩者，梔子豉湯主之。」

【組成】

梔子十四枚擘、香豉四合綿裹。

概說

本方在〈太陽病中篇〉出現三次，分別是第77條：「發汗若下之而煩熱，胸中窒者，梔子豉湯主之。」第78條：「下利後更煩，按之心下濡者，為虛煩也，宜梔子豉湯。」第81條：「傷寒醫以丸藥大下之，身熱下去，微煩者，梔子豉湯主之。」

梔子豉湯系列在《傷寒論》共九個方，有梔子豉湯、梔子甘草豉湯、梔子生薑豉湯、梔子厚朴湯、梔子乾薑湯、茵陳蒿湯、梔子柏皮湯、枳實梔子豉湯、枳實梔子豉加大黃湯，這些方在急性熱性病中，佔相當分量。

談梔子豉湯，令我想起金元四大家的朱丹溪先生創制的越鞠丸，本方只有五味藥，治氣、血、痰、火、濕、食六鬱。氣鬱用香附，血鬱用川芎。痰鬱朱溪先生不談，留給後代醫者思考空間，因為化痰藥太多了，如桔梗、半夏、遠志、皂角刺、款冬花、紫菀等，所以丹溪不明示。火鬱就用梔子，濕鬱用蒼朮，食鬱用神麴。

就火鬱而言，他用梔子，與本方就有異曲同工之妙。梔子是很好的解熱消炎藥，可以瀉三焦之火。而中國醫學史上最擅長用催吐解熱的，正是仲景先生，所以他的瓜蒂散是代表方，也是催吐最強烈的方。但瓜蒂散的豆豉，是用黑豆經過蒸煮發酵製作而成，配瓜蒂、赤小豆服用，如就用藥組成而言，瓜蒂散也可歸梔子系列。仲景先生認為如果熱性病從皮膚毛孔侵襲就是表病，可用麻桂系列解肌發汗或開腠發汗；但一旦病邪侵襲到胸腔，未達內臟組織，就可用梔子系列的催吐法。而仲景先生催吐方最強烈的是瓜蒂散，次為梔子豉湯。

主治病症

1.熱性病後的虛煩

一般感冒後，用汗法表邪不解，或用下法又有胸中虛煩，即心煩、身躁不寧時，就用本方催吐，使胸中的虛煩，不致下之不出或邪留膈上造成胸中不快而痊癒。

2.少氣、氣弱

用本方加甘草，稱梔子甘草豉湯。由本方也可知甘草是補藥，從《本草備要》列載第一是黃耆，次為甘草，就可得知甘草之地位。

3.嘔吐

以本方加生薑，稱梔子生薑豉湯。生薑、半夏為止嘔聖藥。（《本草備要》稱薑、半為止嘔聖藥，其實是出自於仲景方。）

4.腹脹

以梔子十四枚擘、厚朴四兩薑炙、枳實四兩炒，稱梔子厚朴湯。本方是在〈太陽病中篇〉第80條出現，我特別補充的是本條文：「傷寒下後，心煩腹滿，臥起不安者，梔子厚朴湯主之。」這裡的「心」根據近代醫家姜佐景先生解釋，「心中」指肝、膽，「心下」指胃。從這三味藥的變化，將梔子換成大黃就變成小承氣湯，但姜佐景先生認為梔子豉湯治肝病有一定效果。

5.急性肝膽病

用茵陳蒿湯，本方出自〈陽明病篇〉，用治急性肝膽病，如有痛感，加乾薑止痛。近日一位吳姓患者，肝指數一千二，西醫診斷為猛爆型肝炎。由其兄長來診所告知病情後，我用茵陳蒿湯、金錢草、白茅根，並建議加熊膽二分，服一週指數即正常，化險為夷。早期也有一位將軍夫人羅女士，在某大醫院已送加護病房，因其服務榮總的姪女全家是我病人，建議她姑姑找我，只服三天指數就明顯下降，一個月出院回慈濟當義工。

《醫宗金鑑》對肝膽病的實證是用茵陳蒿湯，虛證則用茵陳五苓散；介於兩者之間，則用梔子柏皮湯。但吳謙先生認為梔子柏皮湯的甘草是茵陳，是傳寫之誤，亦即應是梔子、黃柏二藥而已。但據日本漢方醫學專家湯本求真認為，皇漢醫學用甘草依然有效。

6.病後過勞或飲食不當，病情加重

用枳實梔子豉湯，在〈瘥後勞復食復陰陽易

並治篇〉有枳實梔子豉湯。也就是病情好轉但未痊癒，就飲食不當，而使病情加重；或為家計，體力透支，病情加重；或大病未癒，有性接觸，女患者傳給健康男性，或男患者傳給女性，即女傳不病之男，男傳不病之女，就用枳實梔子豉湯。但辨證上宜注意，本病並非初起新感之病，不宜用麻桂系列，如果有表證就用枳實梔子豉湯，裡證用枳實梔子豉加大黃湯，半表半裡則用小柴胡湯。

要注意的是，枳實梔子豉湯要用清漿水七升，空煮至四升。清漿水有多種說法，有說洗米水盛裝幾天有酸腐味，服下才有催吐作用。另一說法是飯煮開後的米汁盛裝幾天會有酸腐味用來煎藥，主要是利用米汁精華營養保護腸胃，又對食復、勞復有補養作用。

談到這裡，我順便一提仲景先生的方劑在用水煎煮時常用不同素材。就拿苓桂甘棗湯言，在〈太陽病中篇〉提到發汗後，其人臍下悸者欲作奔豚，用苓桂甘棗湯主之；但要用「甘瀾水」（或稱勞水）二升，用水勺反覆攪動出現水珠五、六千顆即是。另有麻黃連軺赤小豆湯，在南方每年雨季水災，稱「潦」亦稱「澇」。本方用「潦水」是指濕泥巴踩後沉澱，取淨水煮麻黃、連軺、赤小豆服用。

我曾對很多準備撰寫論文的學生、同道提供撰寫論文方向，如某碩士生專研婦科，我建議他從《金匱》十九章桂枝茯苓丸到溫經湯會發現很有研究內容。也提示他們不妨將傷寒每一方煎法、服法、服後護理做彙整後研究分析，如何謂「潦水」、「甘瀾水」、「清漿水」分別詳述，一篇十幾萬字、擲地有聲的文章就具有碩士、博士的深度。

7.裡急後重，大便滯下

用梔子柏皮湯加黃連可治。

8.女性帶下病

病毒感染有惡臭或搔癢，本方再合加味逍遙散，或當歸芍藥散加百部、黃柏效果很好，或用梔子柏皮湯加蛇床子、百部、土茯苓也很有效。我選用土茯苓是因該藥既然可治楊梅、毒瘡，陰部搔癢比起楊梅毒瘡症狀較輕更應可治。有位女患者陰部搔癢，來診哽噎告之是否罹癌，我告訴她，服一次可癒，果不出其然，複診就說已好轉。

2 茵陳蒿湯

【出處】

《傷寒論・陽明病篇》第180條：「傷寒七、八日，身黃如橘子色，小便不利，腹微滿者，茵陳蒿湯主之。」第185條：「陽明病，發熱汗出，此為熱越，不能發黃也。但頭汗出，身無汗，劑頸而還，小便不利，渴飲水漿者，此為瘀熱在裡，身必發黃，茵陳蒿湯主之。」

【組成】

茵陳蒿六兩、梔子十四枚、大黃三兩去皮。先煮茵陳蒿，再煮梔子、大黃。

概說

本方出自〈陽明病篇〉，有兩條文句，第185條原條文：「陽明病，發熱汗出，此為熱越，不能發黃也。但頭汗出，身無汗，劑頸而還，小便不利，渴飲水漿者，此為瘀熱在裡，身必發黃，茵陳蒿湯主之。」陽明病如果發熱、發燒，應會透過皮膚的毛細孔排汗散熱，這就是「熱越」。因為透過毛細孔散熱，就不會影響肝膽系統而出現「黃疸」。但是發熱時，只有頭部頸部出汗，身體卻不出汗，稱為「劑頸而還」。發熱只有頭頸流汗，小便不利又一直喝水，造成水液在體內分布不均，內熱不能發散，就是《黃帝內經》所謂的「濕瘀熱鬱，黃疸生焉！」出現黃疸，用茵陳蒿湯治療。尤其急性實證為疾黃，有稱急黃，相當於現代醫學的「猛爆型肝炎」。

另180條原條文：「傷寒七、八日，身黃如橘子色，小便不利，腹微滿者，茵陳蒿湯主之。」傷寒熱病七、八日是指病的週期，也許是實際天數的七、八天，或許是七、八個星期，在臨床上時常見到，因為臨床上看過感冒拖上兩個月的多不勝數。身黃如橘子色，是呼應前條小便不利，腹部腫脹，內熱濕鬱互結，身體黃如橘子色。本條文正可提供我們辨證論治的依據。後代朱丹溪把身黃如橘子色歸納為陽黃，如果臉部、皮膚暗沉色則為陰黃。陽黃為實證，陰黃為虛證。

陽黃要用茵陳蒿湯，陰黃可考慮用茵陳五苓散或茵陳理中湯及茵陳四逆湯。一位住北投大業路楊姓小嬰孩，出生即罹患黃疸，且一天腹瀉廿次。我們給茵陳五苓散服後，腹瀉很快就改善，黃疸也退了。我弟弟的老二在婦科診所出生，黃疸指數偏高，該診所不讓小朋友出院；但我弟弟堅持要辦出院，院方要求他寫切結書，以劃清責任。回來服了茵陳五苓散，黃疸很快消退，現在已身高一百八十公分，讀大學了。

主治病症

1.急性黃疸（猛爆型肝炎）

有位將軍夫人羅女士，非常熱心公益，擔任慈濟義工，到處奔波助人。有年夏天炎熱，勞累過度又飲食不當，羅患猛爆型肝炎，送某大醫院急診、並會診中醫婦科內科主任之後，住加護病房，發病危通知。羅女士的姪女全家都是我的病患，知道姑姑病危，非常關心。西醫對猛爆型肝炎又無特效藥，於是來找我幫忙診治。經我了解狀況後，用茵陳蒿湯加金錢草、白茅根、天花粉之下，再加我對猛爆型肝炎常用的熊膽，每次二分，一天二至三次，服下後，指數很明顯下降。

還有一位在某大醫院治療一個多月沒有改善的羅小姐，來診時黃疸指數11（正常值為1.2），服三天藥降為8，再三天降為4，兩週後恢復到2。另一位苗栗頭份的男士，在醫院時指數18，我用茵陳蒿湯加熊膽，兩星期後指數降到接近正常值。

通常黃疸指數高的患者，尿呈咖啡色或像隔夜的茶色，所以「小便不利」是指小便少，還要看尿的顏色，如嚴重的，皮膚、眼白、指甲都會出現明顯黃疸色。有一年輕男子，退伍參加親友婚禮，由於飲食不小心，出現急黃症，在中壢某醫院住了三天，無絲毫進展；轉台北某大醫院三天，再轉院。家屬請我到醫院看診，發現全身黃疸，我以茵陳蒿湯加味治療，症狀緩解。後來由於治療中斷，我又未曾做後續追蹤，病情發展如何不得而知。

除了從小便不利、尿色辨症外，還可從大便辨證。黃疸指數高，大便呈灰白色，口苦，腹部有膨脹反應。我們從臨床看到黃疸症狀及病情發展經驗，不得不佩服仲景先生的臨床經驗。《金匱要略》十六章〈黃疸病篇〉，特別提到黃疸治療療程以十八日為期，即黃金治療時機，「治十日以上為難治」，十八日已超過十日，此時容易轉變成慢性肝膽病。

茵陳蒿湯中有梔子、大黃，由於大黃會刺激

腸管而腹瀉，所以以前不是在緊急狀態下，通常我不太用。後來發現有重劑的茵陳蒿，產生很好的相乘效果與制衡作用，我就放心使用。

2.濕困身重，食慾不振

茵陳是菊科植物，「陳」是指如每年不重新栽種，由舊根冒新芽，就是陳年物質，故名「陳」。菊花每年如不重新栽種，開的花會是小小朵。菊科植物有清熱解毒作用，茵陳有利濕清熱作用。鄉下老媽媽憑代代相傳的經驗，到了夏天很多人會食慾不振，精神疲勞倦怠，媽媽就到藥店花十元買茵陳煮水全家飲用。因為茵陳可促進膽汁分泌，膽汁分泌可促進胃液分泌，胃液又可促進消化酶分解而食慾大開。

如茵陳加白茅根，可增強利尿作用，達到利濕效果；加梔子，就如汪昂先生在《本草備要》所言：「使人體水份曲曲而下行，清瀉三焦」，達到消炎作用。大黃讓食物糟粕透過通利大便，讓濕瘀熱鬱透過大腸下行，肝、膽濕熱獲疏暢，三焦通利，病自癒。

3.膽囊發炎

本方加川楝子行氣、金錢草利尿化石、雞內金消石、白茅根消炎，而緩解病情。痛加烏藥、延胡索。

第8篇

柴胡湯類

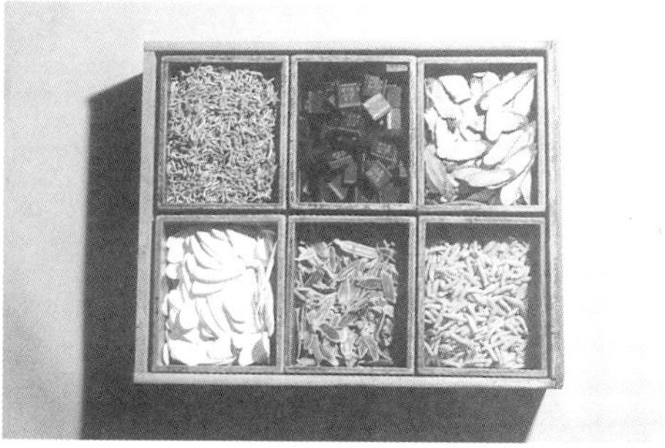

1 小柴胡湯

【出處】

《傷寒論・少陽病篇》第217條：「傷寒五、六日中風，往來寒熱，胸脅苦滿，默默不欲飲食，心煩喜嘔，或胸中煩而不嘔，或渴，或腹中痛，或脅下痞鞕，或心下悸，小便不利，或不渴，身有微熱，或欬者，小柴胡湯主之。」

【組成】

柴胡半觔、黃芩三兩、人參三兩、半夏半斤洗、甘草三兩炙、生薑三兩切、大棗十二枚擘。上七味以水一斗二升煮取六升，去滓再煎，取三升，溫服一升，日三升。

概說

少陽病之定義，開宗明義提到「少陽之為病，口苦、咽乾、目眩……」口苦是與膽汁分泌異常有關，人體器官會有苦汁的只有膽，故膽汁分泌失調會口苦，從臨床觀察幾無例外，也有伴有胰臟病變的。故病患主訴有口苦現象，就可用小柴胡湯對應。咽乾即咽喉部乾燥，但咽乾未必口渴，〈陽明病篇〉敘述幾無例外。一般傳染病，體溫升高，唾液水份蒸發而口渴，臨床上用白虎湯、白虎加參湯治療。

所以辨證三陽病大致可從太陽病惡寒、陽明病不惡寒但惡熱了解；在少陽則因人體機能不足，咽部黏膜乾燥，導致咽乾。不過對口渴的病患，應先詢問有無糖尿病史或是否大失血造成的口渴，因為這類病患出現口渴，大量補充水份後會稀釋血液的濃度；血液被水份稀釋太過，反而不能回流到心臟，導致心臟無法將血液充分供應腦部而造成休克。因此口渴甚久的人要補充水份時，一定先用棉花棒沾水滋潤口唇，待機能恢復後再逐漸大量補充水份；就如餓了五、六天肚子空空，要進食時避免用固體，而要先用流質讓胃壁有食物保護，避免過度摩擦而胃穿孔。

臨床上咽乾機會以少陽病為多，後代稱溫病，急性熱病也會有。「目眩」即感覺暈眩症，暈眩在少陽病已告訴我們，遇外感眼壓升高，會暈眩，要判斷眼壓高很簡單，只要眼眶脹痛就是。

主治病症

1.口苦咽乾

以小柴胡湯為主方，咽乾加玄參、天花粉、石斛、竹葉，或搭配甘露飲、生脈飲。目眩搭配苓桂朮甘湯、鉤藤、丹參。

2.眼壓高

以小柴胡湯搭配苓桂朮甘湯加車前子、懷牛膝。加懷牛膝即符合《內經》「病在上取之下，或上病下治」的含義。

3.聽力障礙

以小柴胡湯為主方，加菖蒲、遠志、桔梗引藥上行，加青蒿，青蒿作用在少陽經，我們身體兩側屬少陽，而少陽的主方就是小柴胡湯。

4. 目赤：虹彩炎

以小柴胡湯搭配竹葉石膏湯，加菊花、桑葉、青葙子、茺蔚子，木賊草、車前子、懷牛膝，快則一劑慢則三劑就痊癒。板橋海山國中有個楊姓學生，眼角膜炎，看眼科醫師三個月未痊癒，大夫也覺不可思議，因為只是一般的角膜炎，何以三個月治不好。我用上方三天就好轉，第二次因其他病來找我，說道：「奇怪，中醫也可以治眼睛的病。」

我們深感憂慮的是政府積極去中國化後，中醫將來何去何從？治病難道用未經臨床實驗或僅憑相傳的青草藥？就連患者都好奇「中醫怎可治眼病」，殊不知幾千年來，中國人口不減反增，世界四大文明古國唯一存續的中國，就是靠中醫養生保健治病。我們曾建請國立編譯館將中國文化思想納入小學課程，讓學生自幼即了解中國先聖先賢的智慧，做為學習榜樣，才能提振民族自信心。

其實早在唐朝就有孫思邈先生編著最早、最完備的《銀海精微》眼科專書。到宋、元、明、清後都有大進展。在南投有位日本帝國大學畢業的洪調水先生，是西醫眼科醫師，六十歲開始研究中醫後即捨西藥治患者眼疾，且中藥製劑都自己調配。據說他常感嘆為何不提早二十年接觸中醫。

我個人也偶患眼壓高、虹彩炎，用本方加竹葉石膏湯及單味藥效果很好。有位謝先生三年前隨我到馬來西亞，途中即罹急性虹彩炎，台灣某大藥廠在馬來西亞檳城分公司只有小柴胡湯，經理吩咐怡保外務員將竹葉石膏湯送到怡保交流道，服三包就痊癒。之後謝先生同事尾牙聚餐前服藥，食後就退紅，效果神奇。

5.忽冷忽熱

〈少陽病篇〉有「胸中滿而煩」，即胸脅苦滿，通常口苦、咽乾、目眩伴胸脅苦滿，除此之外，又可治頭痛，尤其是「往來寒熱、胸脅苦滿」，所謂往來寒熱即一陣冷、一陣熱，太陽病的發熱是「陣陣發熱」，陽明病是「日晡潮熱、蒸蒸發熱」，少陽則是「往來寒熱」；肺結核也會往來寒熱，只不過肺結核是日晡所發潮熱。陽明病也日晡潮熱，關節病變也日晡發熱，但有其他兼症。少陽病是早上燒但不惡寒，下午則惡寒不發燒，很分明，與瘧疾相近，瘧原蟲會影響人體而往來寒熱，難怪由小柴胡湯變方的清脾飲，可治瘧疾原蟲所致的往來寒熱。

6.腫瘤

在診斷學中，如果缺盆（按：缺盆是一個穴位，在兩肩凹陷處）腫滿、手踝關節腫滿、肚臍外翻都是死證。有一位黃小妹妹肩頸長腫瘤，經某醫院轉另一家大醫院，媽媽在公路局任職，因為我去講養生保健課，本來該醫院切片為惡性腫瘤，要做化、放療，特將小孩帶來，服藥幾週就消腫。另有一位辛姓小弟弟，住某大醫院，也須做化、放療，因他父親同事是我們一位學員，特地趕到我正參加二〇〇〇年紀念仲景研討大會會場，我立即離開研討會場回到診所診斷。

這兩位小患者，我都用小柴胡湯加浙貝母、天花粉、玄參、夏枯草、遠志、連翹、桔梗、青蒿而痊癒。

辛姓小朋友幾年後又因飲食不當引發全身皮膚過敏，在另一家醫院住院一週後才來找我，我以小柴胡湯搭配金銀花、連翹、紫蘇，也治癒了。所以小柴胡湯不但可治腫瘤，又可治食物中毒、皮膚病及蚊蟲叮咬後的傷口復原。屏東一位邱姓學生及寧波西街一位患者也罹患同樣病症，服藥後即痊癒。

我除用小柴胡湯外，還會建議患者用甘草、黑豆輔助療法，甘草、黑豆就叫做解毒湯，甚具解毒功能。有天屏東來了一位比丘尼，看診前，她先聲明不是來看病，而是來印證甘草、黑豆解毒的神效。原來是她頸部長個雞蛋大的腫瘤，她不看西醫也不就診中醫，只服我書上所寫的甘草、黑豆、金銀花解毒，竟然消腫，這種勇氣也令我佩服。本方除對頸部腫瘤有療效外，對乳房腫瘤也可搭配真人活命飲及軟堅散結藥物治療。

7. 默默不欲食

小柴胡湯內有柴胡、人參、半夏、黃芩、生薑、甘草、大棗，因此又稱後天湯，意指可以改變體質。再搭配四君子湯、五味異功散、六君子湯、七味白朮散或小建中湯，可以增強免疫功能。被稱為二十世紀黑死病的ＡＩＤＳ，是醫學界頭痛的問題。有位何大一博士曾創雞尾酒療法，當時我即斷言，只是一陣風潮而已，至今無人治癒。

但我們老祖宗張仲景先生早就開發這種雞尾酒法，以小柴胡湯為例，共七味藥，都是和解之劑，我不知何博士雞尾酒組成，但我猜應比小柴胡多。日本也曾以十二所大學集體研究方式對小柴胡湯深入分析發現，黃芩單味、甘草單味都能抑制愛滋病毒發展，但其結論是任一單味都不如小柴胡湯組成的成方。

我在民國八十六年看過一位苗栗公館羅姓小姐，天生麗質，面貌娟秀，只因先生到泰國旅遊，洗了泰國浴回來，她竟感染了愛滋病，她曾說做夢都沒想到會得這種病。我以小柴胡湯搭配當歸拈痛湯，經治療狀況穩定，專程從公館送來特產陶製大茶壺道謝，又介紹一位五十九年次柯姓男生，未久又介紹四位AIDS男患者，從裝扮看出是同性戀。

會罹患這種病，病源應是肛交，真是不幸。九十三年政府某極高層曾斥「會受天譴」，我想應是基因問題造成同性戀。曾有某大藥廠找我合作開發，謂「只要能改善其中一、二症狀就會轟動世界」，我對賺錢沒興趣就未再談。

8.呼吸系統咽炎

很多家長擔心小孩受病毒或空氣感染，我們用小柴胡湯、連翹、桔梗、牛蒡子，不但治好，還可改變體質，因內有人參，就是很好的增強免疫功能營養劑。

9.耳病

除了聽障外，對中耳、內耳發炎，也有很好的療效。有一同事小孩因罹患中耳炎致潰瘍生膿，耳鼻喉科治療十年未癒，聽力也受影響。我用小柴胡湯加連翹、荷葉、遠志、青蒿等煎劑，二帖就痊癒。由於這原因，她放棄原有工作，專心聽課，歷時三、四年，也很勤奮學習青草藥及一般丹、膏、丸、散製法，甚至自釀醬油，未含防腐劑，香醇無比。據她說附近賣豬肉的家屬有疑難雜症問她，她都幫忙解決，常吃饋贈的豬肉。

另一位張姓小嬰兒，出生四個月流感致中耳炎，經耳鼻喉科開刀、插管致顏面神經受損口眼歪斜，我以小柴胡湯加鉤藤、秦艽、殭蠶、蟬蛻、桔梗就完全改善，否則小朋友上學後，外觀受影響一定自卑。

對外感引起喪失聽覺也有療效，但其他因素引起的效果就有限。有一病患與同事吵架單耳就喪失聽覺，經耳鼻喉科治療七年半才來找我，很不公平，當然療效就差了。

10.肝膽病

少陽有二系統，一是足少陽膽經，一是手少陽三焦經，三焦等同淋巴組織系統。足少陽膽經病，可用小柴胡湯調整膽汁分泌，也治療膽汁分泌異常的黃疸病。

黃疸病在《傷寒》《金匱》都未提到辨證。後人朱丹溪有提陰黃及陽黃，吳謙先生又根據諸家分類為熱疸、酒疸：熱疸多因外感發燒造成膽汁異常分泌，酒疸則是喝酒過量刺激膽汁異常。但應分虛實，實證用大柴胡湯、虛證用小柴胡湯、茵陳五苓散。陰黃分女勞疸及穀疸，可用《金匱要略》中的礬石硝石散。大陸文革時期人民幾乎一窮二白，礬石硝石散只需二毛人民幣，據稱具四〇%療效，可節省相當龐大的醫療資源。

有一小兒科醫師每年四、五月肝指數就上升，九十二年升高到一、三五〇，經我以小柴胡湯及其變方加味逍遙散，九十三年又上升到九五〇，仍以小柴胡湯加味治癒，九十四年以後未見發病，一者因免疫功能增強，二者建議不要過度勞累也。他太太不孕，初產是人工方式，育有一女，經我們調整後自然生育，目前有問題都來找我們。也有一位張姓小患者，經常發燒，曾經一個月住院四次，就是這位小兒科醫師推薦來找我，經來診幾次後，至今未再住院。

很多方劑是由小柴胡湯演變的，仲景《傷寒論》中之四逆散、黃芩湯都是小柴胡湯的變方，明朝陳實功的外傷科名方「傷科復元活血湯」即是，一般辨症是否因傷而起，除受傷當時暈倒外，就是從是否解黑便，即知內臟是否受傷。至於王清任先生的少腹逐瘀湯則是由四逆散衍化而成，可知其作用部位，舉凡子宮肌瘤、子宮肌腺炎、子宮內膜異位，均可用少腹逐瘀湯治療；另外對因瘀不孕的可用少腹逐瘀湯加助孕藥。

另用小柴胡湯結合茵陳五苓散、一貫煎等治肝膽病是可肯定的。肝胃不和的四逆散就是由小柴胡湯演變而來，黃芩湯、柴胡清肝飲、柴胡疏肝湯都是。

2 大柴胡湯

【出處】

《傷寒論・少陽病篇》第232條：「傷寒發熱，汗出不解，心中痞鞕，嘔吐而下利者，大柴胡湯主之。」第233條：「太陽病，過經十餘日，反二、三下之，後四、五日，柴胡證仍在者，先與小柴胡湯。嘔不止，心下急，鬱鬱微煩者，為未解也。與大柴胡湯下之則癒。」

【組成】

柴胡半斤、黃芩三兩、半夏半升洗、芍藥三兩、枳實四枚炙、大黃二兩、生薑五兩切、大棗十二枚擘。

概說

本方出自《傷寒論・少陽病篇》第232條，原條文：「傷寒發熱，汗出不解，心中痞鞕，嘔吐而下利者，大柴胡湯主之。」又第233條：「太陽病，過經十餘日，反二、三下之，後四、五日，柴胡證仍在者，先與小柴胡湯。嘔不止，心下急，鬱鬱微煩者，為未解也。與大柴胡湯下之則癒。」

本方是由小柴胡湯七味藥去人參、甘草二味，加芍藥、枳實、大黃而成。為什麼會去人參、甘草？因為從條文內容就可以得知是實證，也就是裡不虛。為什麼加枳實、芍藥？目的是要解其外以和其內；加大黃則是瀉其結熱。

談到本方，我特別提一位畢業於台北醫學院醫學系的賴鵬舉先生，因熱愛中醫，尤其對《傷寒論》研究頗有心得，幾乎以大柴胡湯為臨床處方用藥，很少用其他傷寒方。據說在明末清初有一位陳平伯先生，一輩子只用小柴胡湯，所以被稱陳柴胡。他從小柴胡湯演變出二千多處方，說好聽是已到爐火純青，說不好聽是走火入魔；就像有些同道開方，開來開去都是龍膽瀉肝湯。以我個人看法，應該沒有這麼多大柴胡湯證。

「太陽病過，過經十餘日，反二、三下之，後四、五日，柴胡證仍在者，先與小柴胡湯。」是指太陽是表病，理應以桂枝湯解肌發汗，或以麻黃湯開腠發汗，或以大、小青龍湯、葛根湯表裡二解；卻一而再、再而三使用攻下法。幸虧病患體質壯實未發生嚴重變化，柴胡證仍在，就先投小柴胡湯和解。「嘔不止，心下急，鬱鬱微煩者，為未解也。與大柴胡湯下之則癒。」小柴胡用在少陽證，內有半夏、生薑可以止嘔，服了又仍嘔不止，心下即胃部有內熱煩躁，可用大柴胡湯的下法，病就痊癒了。

從原條文看，似乎看不出任何端倪；但本方原架構的小柴胡湯被稱為「後天湯」，是因能增強免疫功能，又能作用在淋巴系統。

主治病症

1.白血球升高或血小板下降

因熱性病引發白血球升高或血小板下降，本方療效好。

2.便秘

本方因有大黃、枳實加厚朴就是小承氣湯與小柴胡湯的合方，可治胃腸蠕動不良之便秘。

3.消腫瘤

一般脾腫大，血小板會減少，所以血小板降低時，就應考慮脾臟是否腫大。人體有自我調適系統，正常人血小板是十五萬至三十萬，我們曾看過六十萬、一百二十萬、兩百多萬的。當血液過多，脾臟會主動吞噬或吸收。因此血小板降低，應考慮脾臟是否腫大。

有一位黃姓小男生，小學五年級就發現肝指數升高，在某大醫院治療三年多，始終無任何進展。後來發現脾臟比同齡者大一倍，所以血小板偏低。我們以大柴胡湯加軟堅散結的天花粉、浙貝母、元參、鱉甲治療，很快消腫，讓最初治療的醫院驚奇不已。

血小板降低，也應考慮骨髓造血功能是否發生障礙。那要從腎主骨（因為紅骨髓是造血的單位）的方向思考，若是受病毒破壞者，則又須從抗病毒的角度用藥。

4.往來寒熱

不規律的發燒，實證用大柴胡湯，虛證用小柴胡湯。

5.肋脇疼痛

人體兩側屬於少陽經，如疼痛實證用大柴胡湯，虛證用小柴胡湯。

6.胃管發炎

肚臍上或心窩下都屬胃；臍下少腹比較接近泌尿系統或婦科生殖系統，所以嘔吐吞酸，病患自覺有灼熱感時，即民間稱火燒心，我們會用寒涼藥治療。本方有黃芩、芍藥、枳實、大黃，對胃部發炎伴有嘔吐現象，本方療效良好。但前提是辨證很重要，例如龍膽瀉肝湯是用於肝經濕熱或實熱，虛證就不宜用。

7.胰臟炎

胰液與十二指腸液都是幫助胃液消化。現代醫學發現胰臟病變，會用斷食療法，因為無食物進入胃部，就可減低胰臟與十二指腸的負擔；不過這是消極做法。我們用大柴胡湯加味，反應良好。臨床以胰頭部位炎症患者最多。

8.睡眠障礙

〈壞病篇〉的柴胡龍牡湯是大柴胡湯的變方，原條文提到「傷寒八、九日，下之，胸滿煩驚，小便不利，譫語，一身盡重不可轉側者，柴胡龍牡湯主之。」因為柴胡龍牡湯有柴胡、半夏、大棗、生薑、大黃，已經佔大柴胡湯的五味，所以用本方治嚴重睡眠障礙，確定有療效。

9.黃疸

除用茵陳蒿湯、茵陳五苓散外，有時配合大柴胡湯或小柴胡湯可癒。

10.精神官能症

臨床很多不明原因造成之棘手的精神官能症，常使醫者束手無策。可用仲景的少陽方，能得到神奇療效。

3 柴胡桂枝湯

【出處】

《傷寒論・陽明病篇》第205條：「發汗多，亡陽譫語者，不可下，與柴胡桂枝湯和其營衛，以通津液後自愈。」〈少陽病篇〉第225條：「傷寒六、七日，發熱微惡寒，支節煩疼，微嘔，心下支結，外證未去者，柴胡桂枝湯主之。……而不名桂枝柴胡湯者，以太陽外證雖未去，而病機已見於少陽裡也，故以柴胡冠桂枝之上，意在解少陽為主，而散太陽為兼也。」

【組成】

柴胡四兩、桂枝一兩半、人參一兩半、甘草一兩炙、半夏二合半洗、黃芩一兩半、芍藥一兩半、大棗六枚擘、生薑一兩半切。

概說

柴胡桂枝湯顧名思義，是由小柴胡湯及桂枝湯的合方。但為何不稱桂枝柴胡湯呢？在《傷寒論》中說明得很詳細。本方在〈陽明病篇〉及〈少陽病篇〉各出現一次。《傷寒論・陽明病篇》第205條提到：「發汗多，亡陽譫語者，不可下，與柴胡桂枝湯和其營衛，以通津液後自愈。」又〈少陽病篇〉第225條：「傷寒六、七日，發熱微惡寒，支節煩疼，微嘔，心下支結，外證未去者，柴胡桂枝湯主之。」最重要的是下面這段文字：「……而不名桂枝柴胡湯者，以太陽外證雖未去，而病機已見於少陽裡也，故以柴胡冠桂枝之上，意在解少陽為主，而散太陽為兼也。」這就是仲景先生的神妙。

從前段的文字可了解，桂枝湯有調和營衛作用，又可調氣血；而小柴胡湯則可疏通三焦，全方的作用就是調和營衛，疏通三焦。談到「三焦」，很多民眾也不了解其含義，因為從《內經》及諸多文獻各有不同解釋。三焦指上焦、中焦、下焦，就《內經》言，有屬於經絡系統的三焦經。有文獻是從身體部位區分，乳房以上為上焦，乳房到肚臍屬中焦，肚臍以下則為下焦。有從生理作用區分，上焦主受納，即呼吸作用；中焦主腐熟水穀，即消化作用；下焦主出，即泌尿排泄作用。

也有從器官區分，上焦包含心肺；中焦脾胃；下焦肝腎系統。《內經》也談到「上焦如霧、中焦如漚，下焦如瀆」，所謂上焦如霧即指心肺功能，肺主氣體交換，從生理學觀點看，肺要有適當潮濕的容積才能完成氣體的交換，即呼吸，如果太乾燥就會出乾咳，也就是肺喜潤而惡燥的意思。中焦如漚，即指腸胃系統有如酒囊飯袋，漚也包含食物的消化過程。下焦如瀆，即指肝腎系統，有如下水道工程，一定要維持暢通，如失調會產生藏污納垢，穀道、水道不通，即造成現代醫學公認最棘手的尿毒、腎病變。

所以「三焦」究竟指什麼？很難界定。《內經》談五臟、肝心脾肺腎無可爭議，但嚴格講，應加心包即心包絡而為六臟。六腑是指膽胃、大小腸、膀胱再加上三焦，故我們從上述分類談三焦，所謂有名而無形，即找不到有形的組織器官，但老祖宗卻早就知道三焦的作用，也就是「水穀的道路」。我們從這句話可說明水穀是指食物，但其營養是藉三焦疏通，而三焦應該就是淋巴組織，營養就是藉淋巴組織輸佈到全身，使人體維持正常的功能活動。

主治病症

1.憂鬱症

柴胡桂枝湯既能疏通三焦，調和營衛，就能使人體淋巴組織輸送回流而正常運作。有兩個病例很值得參考。一是住在美國休士頓太空總署附近的陳小姐，五十四年次，罹患現代文明病，棘手的疑難雜症，有憂鬱的傾向，造成的原因可能是在他國留學，又有結婚生育等壓力及環境適應等問題，而導致罹患睡眠障礙伴憂鬱症。以美國醫學之發達不但無法治癒，服用抗憂鬱藥物、鎮靜劑等越服越重。她說在美國休士頓已寫好遺囑，也做了遺產分配，可見其病況之重。不知從何種管道得知我們診所，專程回台治療。

我用柴胡桂枝湯、溫膽湯、鬱金、香附、百合、柏子仁、神麴等藥治療，結果一週就感受藥效，反應很好。她說服藥後，比較美國服下藥物的感受完全不同，心情如釋重負，人生如從陰霾中見到曙光。因為自己病情明顯好轉，所以也帶了同病症，且看過心理精神科醫生、住過療養院，面貌娟秀的妹妹來看診。

類似這類精神官能症的患者，我除以方藥治療外，並鼓勵患者多了解已故殘障名小說家兼社會慈善家劉俠女士（筆名杏林子）成立的伊甸園基金會，基金會每年為殘障者提供很多就業機會，換取微薄收入，自力維生，不但解決個人、家庭負擔，也間接解決社會問題，更重要的是改變了這些人的命運。如果這些精神官能症患者能深入了解殘障人士勇敢面對人生的勇氣，相信心情必能豁然開朗，不藥而癒了。

尤其有一位生來雙手闕如、自幼生長於高雄六龜育幼院的楊恩典（原名不詳）小妹妹，幸遇總統經國先生探訪慰助，賜名恩典，並鼓勵她勇敢克服困難。恩典小妹妹努力不懈，竟能用口足提筆寫字作畫，一筆一劃寫繪出一幅幅美麗的藝術品，因為她的奮鬥，改變了自己的人生，影響很多殘障朋友而成立口足藝術畫家協會，寫字畫畫維持生活。

類此事例，都值得懷憂喪志的精神官能症患者學習借鏡，減少社會成本。唐代孫思邈先生在《千金要方·自序》提到「生命至重，貴如千金」，如果媒體對一些負面做法減少報導，並多表彰具社會正面教育意義的事蹟，或可減少精神官能症患者。

2. 水腦症

有一病案是嘉義某一同道診治的。一位住嘉義小嬰兒，經大醫院電腦斷層檢查，腦部有〇·八公分的腫瘤，導致水腦，醫院建議開刀引流，經過嘉義我們中醫同道施予柴胡桂枝湯、清震湯治療而痊癒。小患者的水腦除柴胡桂枝湯疏通三焦之外，主要應是清震湯的作用。清震湯出自清朝汪昂先生的《醫方集解》，至今數百年，可惜鮮有人了解清震湯主治「雷頭風」與現代醫學何種病名相同。即使前全聯會理事長林昭庚博士主編的《中西醫病名對照》五大冊，內容也未能列舉正確病名。我本人則從其藥物作用及其機轉體會，應該可以治療水腦症，結果臨床運用效果竟然很好。

清震湯組成的荷葉有上升化瘀作用，升麻有上升解毒作用，蒼朮則有燥濕作用。所謂燥濕就是對人體分泌物增強吸附的功能，也是對淋巴組織有吞噬作用。我們從平胃散的蒼朮作用即可了解，腸胃系統如充滿水份，容易造成腹瀉，但用蒼朮後，因為燥濕作用而止瀉。同理邏輯，如腦組織液過多，不及疏導，就易形成水腦，用蒼朮吸收及吞噬後，症狀就改善了。

曾有位一歲大的小男生患水腦症，前後手術十三次，醫院做引流，肉眼很明顯看出腦皮層埋管。服了清震湯，小嬰兒母親告稱經醫院確診，四個腦室積水已通了二室。另有一位民國八十八年特考及格的黃姓同學，在中國醫藥學院受訓，因為父親中風出現水腦，我上課當天他請假照顧其父，課中我提到清震湯的妙用，同學下課即轉知服用，結果用升麻、荷葉、蒼朮各二錢，其父之水腦竟然消除。

前段提到的嘉義這位中醫同道，用柴胡桂枝湯合清震湯治療的水腦症，服了三週藥，由○・八公分縮為○・五、○・三，家屬興奮不已。同道來上課時向我告知，當初對患者也不知該用何藥治療，未料引用課中所學，柴胡桂枝湯可疏通三焦，清震湯治療水腦，臨床運用，治好病者，其喜悅心情，讀者當可體會。

3.一氧化碳中毒

近年來社會有奇特且令人擔憂的現象，即自殺率與日俱增，更令人難過的是年齡層下降到小學生階層。我還是希望媒體多報導積極正面奮鬥有成的人物，供年輕人或一時挫折的民眾借鏡學習；否則儘是自殺鏡頭，反有渲染傳染作用。有一位小姐因夫妻感情生變，一時想不開竟燒炭自殺，幸被家人發覺送醫院急救，但腦部缺氧，又一氧化碳中毒，醫院一籌莫展。

類此症狀，通常我們會用強心劑，以活化腦細胞。這個病案是同道謝醫師的病患，問我如何處理？我答道，可予柴胡桂枝湯及生脈飲二個主方，加遠志、菖蒲、丹參、田七、荷葉。謝醫師照處方藥，該病患服後，竟醒過來，一日我們陳高會（金門陳年高粱品嘗會）謝醫師談到該病患病情好轉很多，已可自己打電話，只差兩腳運動神經傳導欠靈活，腳掌反張不易伸直，問我如何處理。我建議他在上方中加鉤藤、秦艽以鬆解僵直現象。

本病案的病者，能在一氧化碳中毒且腦部缺氧狀況下甦醒，主要是柴胡桂枝湯疏通三焦，並加菖蒲、遠志、丹參、荷葉通腦竅，搭配生脈飲強心活化細胞，所以能在意識昏迷症狀下，日漸清醒復原。

4. 癲癇

住苗栗縣三灣鄉李姓小朋友，出生即罹患癲癇。他父親為了幫孩子治病，在台北兩家大醫院前後花了將近三百萬元。剛開始來診，對中醫療效存疑，頗不以為然，認為傳統醫學豈能治療癲癇。我們以柴胡桂枝湯、溫膽湯、甘麥大棗湯等為主方配合運用，加鉤藤、秦艽、殭蠶、蟬蛻等抗痙攣藥，癲癇完全改善，藥費不到三萬，與西醫三百萬有天壤之別。

另有一張姓小男生，一年多來，一發作手腳痙攣抽搐、眼睛往上吊、口吐白沫，我們也以柴胡桂枝湯加抗痙攣藥，結果病情穩定。初來診時，有一次正好在診間發作，即按壓百會、內關、湧泉穴，增強刺激效果，一分鐘，異常放電現象就改善。

曾任馬偕醫院小兒科主任的沈淵瑤醫師（現任萬芳醫院副院長），是台北醫學院畢業，在大陸學中醫、針灸，由於潛心研究，頗有心得，任職馬偕時，向衛生署中醫藥委員會申請專案研究「針灸治療癲癇」。他研究用三穴，即屬督脈的百會穴，屬手厥陰的心包經內關穴，屬足少陰腎經的湧泉穴，針灸治療效果良好。沈醫師的研究精神，很令人欽佩。

5.睡眠障礙

到今天為止，我用柴胡桂枝湯治癒睡眠障礙病例數據成千上萬。一般我會搭配溫膽湯、甘麥大棗湯、百合地黃湯。常有同道看我治療睡眠障礙不用酸棗仁湯，我告知酸棗仁湯出自《金匱・虛勞篇》，提到「虛勞虛煩不得眠」，所以前提是要有虛勞虛煩的症狀。

從現在的狀況看國中升高中、升大學，有基測、學測，一連串的考試壓力，往往茶不思飯不想，床上一倒就睡著。報載有一學生，晚上不睡覺，累了就趴在桌上小憩，這種好學上進精神不亞於匡衡的鑿壁借光及蘇秦的懸樑刺股。近代也有李萬居及大陸的鄧小平留學巴黎時，常在夜深入靜借街道燈光閱讀，結果分別成為知名報人及國家總理。但類此年少視力使用過度，加上熬夜勞累，就會造成虛勞與虛煩現象，才會使用到酸棗仁湯。

我們看文獻就知道，酸棗仁湯是主治肝虛勞虛煩，其組成內容的酸棗仁、茯苓安神，川芎活血去鬱，知母滋陰，炙甘草和中。但我用柴胡桂枝湯、溫膽湯、甘麥大棗湯、百合地黃湯等為選用主方搭配，再加柏子仁、百合、遠志、竹茹（如用溫膽湯則不再加竹茹）。談到溫膽湯，是根據《內經》「胃不和則臥不安」，用半夏秫米湯，再發展到小半夏湯，太平惠民和劑局方也以此為基礎創制二陳湯，再以二陳湯的陳皮、半夏、茯苓、甘草再加枳實、竹茹為溫膽湯，對一般因痰飲或心膽兩虛睡眠障礙有很好的療效。

痰往往也會干擾大腦神經中樞而造成睡眠障礙。百合地黃湯是出自《金匱要略・百合狐惑陰陽毒病脈證並治篇》，從「論曰：……意欲食復不能食，常默默然，欲臥不能臥，欲行不能行，……如有神靈者……」就明顯看出是治精神官能症的睡眠障礙。而甘麥大棗湯也是出自《金匱要略》的婦人雜病：「婦人藏（臟）躁，喜悲傷欲哭，像如神靈所作，數欠伸，甘麥大棗湯主之。」究其文義，也類似現代醫學所稱的更年期症狀。

以上是針對睡眠障礙不同病因、病機我所選用的代表方，我們也無法統計每年有多少精神官能症而失眠的人數，但透過辨證論治，以柴胡桂枝湯搭配上述方劑，療效很好。

6.頑固性頭痛

因為社會型態改變很多，職業婦女也因生活壓力，必須從早工作到很晚才能休息，也因此長期工作壓力，罹患頑固性頭痛。再如生產期間，坐月子沒有好好養護，洗頭吹風，日後形成頑固性頭痛、頭風症，年齡越大，發作越頻繁。這類病患也很多。有位黃老太太，她說每次頭痛，頭部就像皮與肉要分離般難忍，經某大醫院的教授治療後，體重降了八公斤。

像這種頑固性頭痛，我們以柴胡桂枝湯加荊芥、川芎、鉤藤、秦艽等單味藥治療。用荊芥、川芎是促進血液循環，鉤藤、秦艽則是鬆弛肌肉。黃老太太四十年頑固性頭痛服藥一週，得以緩解，次週來診，提著手提包，拿出《聯合報》醫療版，徵求我同意在醫療版專文感謝我，我用客語回答：「您不要害我！」因為當時我在林口長庚，每診預約掛號二、三百人，最多看過三百多人，如再登報我就負荷不了。她又改口要招待我到大陸梅縣、永定等地看客家人民居住之土樓，她的好意至今我還未成行。據說客家土樓造形早年還被美國情報空照單位誤以為是核子發射基地，實是笑話一樁。

所以針對頑固性頭痛，只要掌握「不通則痛、通則不痛」的思考邏輯，用柴胡桂枝湯調和營衛、疏通三焦，加疏風解表又含精油的川芎、荊芥，配合可以鬆弛肌肉的鉤藤、秦艽，會有很好的療效。

7. 退燒

退燒在中醫的專有名詞為解熱、退熱。過去我們曾在病案中提到新竹市勝利路吳醫師和中壢的詹姓婦科醫師，都是台大醫學系畢業，罹患不明原因之低熱，長年不退的治療經過，在此不再詳述。本篇談談一位張小姐，發燒三年，經醫院檢查，懷疑是傳染病，但無法定論，又懷疑中毒，經毒物科檢驗又無解，現代醫學「講求證據」的精神與高科技檢測儀器都是值得我們讚佩的。但就因為一直發燒又無法對證下藥，我以柴胡桂枝湯、白虎湯（因小柴胡湯內已有人參，故也可單用白虎加參湯），再加元參，結果服藥一週即退燒。

元參屬玄參科，《本草備要》記載「瀉無根之游火」，元參色黑入腎，但這裡指的腎，不只是腎器官，還包括功能，《內經》指「腎為作強之官」，「作強」的意思，就是現代醫學的防疫功能，也是免疫系統之一。

在發燒過程中如伴嘔吐，就加葦根。葦根屬禾本科，在溫病學中有清熱解表的銀翹散，方內有葦根，就是用治退燒止嘔吐；有文獻還談到葦根可解河豚毒。發燒過程伴咳喘、肺積水、痰濃稠，加桑白皮有瀉肺熱功能，而達到止咳平喘的效果。宋朝兒科聖手錢仲陽（錢乙）先生創制瀉白散名方，就以桑白皮為君藥。瀉「白」散的白，在五行就是相應五臟的肺。

一般長時間發燒，也應考慮是否為肺結核。前面提到的張小姐，經醫院檢查非傳染病，又無毒物中毒，科學儀器都無法確診，我們只有借重老祖宗的智慧，對不明原因的發燒加地骨皮及青蒿，常有臨門一腳之功。

另一病案是郭姓小男生，發燒住院，診斷為腦膜炎，因全家是我病患，他父親來找我，描述症狀。我當時即肯定小孩不是罹患腦膜炎，因為中醫對腦膜炎診斷是「神昏、譫語、舌捲、肢厥」八個字為依據，男性則加「囊縮」症狀。但郭姓小朋友不但清醒，經過打針服藥還與醫吵架、打架抗議，根本沒有神昏：神志不清，譫語：說話顛三倒四，舌捲：無法言語或舌頭轉動不流利，肢厥：四肢冰冷，體溫越高，手腳越冰冷，男性陰囊遇冰冷也收縮。

因為沒有類此症狀，我就用柴胡桂枝湯、白虎加人參湯、秦艽、鉤藤等，據小朋友母親告訴一位學員，服藥十分鐘後即緩解，臉色由發青轉為紅潤。本來第二天要做骨髓穿刺，因燒退也免了。但醫院醫師卻為是自然痊癒，只有小孩父母清楚詳情，我不知該說什麼？

8.頑固性、習慣性便秘

一般正常人，超過三天不排便，即可確診為便秘。如果食物經過消化吸收，只進不出，穢物堆積在腸管，必然產生毒素，上升到大腦，影響意識中樞，會出現神昏譫語、循衣摸床現象。

不要小看便秘，不管足陽明胃經或手陽明大陽經，一旦毒素上升頭面，會出現面皰、青春痘，都是排泄系統有問題，嚴重會引發全身各機能病變。過去立法院有位非常敬業，審議法案字句斟酌，文筆又流暢的吳延環委員，常在《中央日報》副刊發表方塊文章，每日晨泳，一襲長袍，仙風道骨，令人尊崇。他體驗出每天培養三次排便，再暢快不過，如早餐八點，食物停二小時後，十點出清一次；十二點午餐小憩二小時，排便一次；晚上十點就寢前再一次。如此每天排空三次，保持健康，配合他的晨泳（據他稱數十年除出差花蓮、高雄無游泳池中輟二次），新陳代謝良好。這位前賢除任事認真嚴謹外，養生哲學也值得後輩學習。

有人七天不排便，也有十天、十五天，更有人一個月以上，聽後簡直不可思議。《溫病條辨》作者吳瑭特別在〈秋燥篇〉提出一個病案，長達四十九天不大便，經吳先生用天台烏藥加巴豆，排出四十九粒黑又硬的糞便，據說用斧頭都劈不開（一笑）。另有一本婦科書《濟陰綱目》作者武之望先生，也有一病案是三十五天不排便。我個人看過五例以上三十天不排便，這些都是頑固性便秘。

對頑固性、習慣性便秘，很多人會用承氣湯系列，如大小承氣湯、調胃承氣湯、桃核承氣湯。但我個人比較不喜用，縱使運用，也以調胃承氣湯較常用，因為方內大黃、芒硝的峻烈有甘草制衡，或是用大柴胡湯或防風通聖散，大柴胡湯是由小柴胡湯去人參、甘草，加枳實、芍藥、大黃演變而成，也有小承氣湯的架構，藥效比較溫和。防風通聖散則是金元四大家的劉河間先生從調胃承氣湯、涼膈散演變而成。嚴格地說，防風通聖散是麻黃湯、桂枝湯及承氣湯系列的合方。

柯琴先生《傷寒來蘇集‧附翼》的最後一方是麻黃升麻湯，方義談到，既是麻黃湯症就應用麻黃湯，桂枝湯症就應用桂枝湯，承氣湯症就應用承氣系列，不應將三方合方，例如防風通聖散或將大小調胃承氣組成為「三一承氣湯」，柯琴先生就很不以為然。

我講方劑，會將方出何人，其學術背景、用方著眼，甚至方劑組成內容、演變狀況都詳盡說明，目的是讓學者了解其概念、精義，否則只知其然，不知所以然，一知半解而不知如何運用，就很遺憾。尤其有些後輩，可能受到速成班或考試壓力影響，對一些重點課程精義了解不深入，往往在治病上事倍功半。

例如我個人不喜歡用承氣系列，是受明朝繆仲醇先生（又名希雍）《醫學廣筆記》的思想影響。他談到大便不通一定要加入肺經的藥，因為肺與大腸相表裡。以現代醫學臨床也可證明很多大腸的病變轉移到肺，肺系統病變轉移到大腸。也因此我們不得不佩服老祖宗的智慧。繆仲醇先生治便秘會加杏仁、川貝母、沙參、麥冬、紫菀，都是肺經藥。

我個人用柴胡桂枝湯會加增液湯（元參、麥冬、生地），這三味藥都含豐富的配醣體，水份多，可潤腸，再加柏子仁，文獻提到「凡仁皆潤」，杏仁、酸棗仁、桃仁都有潤腸功能。而杏仁、紫菀入肺，有「提壺揭蓋」功能，再以柏子仁滑腸，再加大腹皮、檳榔，對習慣性及頑固性便秘有很好療效。檳榔、大腹皮都屬棕櫚科，尤其檳榔性如鐵石，在我研究中醫至今，從無人告知《本草備要》中「性如鐵石」何義？就如遠志、白通草，其「若欲治下必先上之」或「欲治上，必先下之」意義為何一樣。經我數十年思考，原來鐵石其性重墜，服後往下發展，就可緩解宿便或大便滯下（要下不下）症狀。

但有些患者看我開方有檳榔，就會起疑其藥效，我就乾脆用大腹皮，畢竟這二味藥同科屬。木香檳榔丸治便秘用意即在此。而木香雖然屬菊科，凡菊科都具清熱解毒功能，但我臨床觀察，木香性燥，非不得已不用，所以《本草備要》也提示，陰虛者慎用。很多人服用歸脾湯後口乾，除一些熱藥如當歸、黃耆、龍眼肉外，木香應是其中原因。因此，除非行氣止痛才用木香，否則我會選用燥性較緩的砂仁、香附。

用柴胡桂枝湯治便秘，著眼於其藥物機轉，亦是仲景先生「上焦得通，津液得下，衛氣因和……」的觀念，只要營養水份匯集腸管，使腸管獲得滋潤濡養，其功能就正常，便秘就獲得改善。

4 柴胡龍牡湯

【出處】

《傷寒論・壞病篇》第9條：「傷寒八、九日，下之，胸滿煩驚，小便不利，譫語，一身盡重，不可轉側者，柴胡龍骨牡蠣湯主之。」

【組成】

柴胡四兩、半夏二合洗、龍骨一兩半、人參一兩半、大黃二兩、牡蠣一兩半、茯苓一兩半、鉛丹一兩半、桂枝一兩半、生薑一兩半、大棗二枚擘，共十一味。

概說

本方出自《傷寒論・壞病篇》第9條：「傷寒八、九日，下之，胸滿煩驚，小便不利，譫語，一身盡重，不可轉側者，柴胡龍骨牡蠣湯主之。」

在《傷寒論》中超過十味藥的只有三個方，本方是其中之一。我們認真探究本方是由小柴胡湯擴充的，其中的柴胡、人參、生薑、半夏、大棗就是小柴胡湯的架構，只是去甘草、黃芩換大黃，小便不利加茯苓，胸滿煩驚譫語加龍骨、牡蠣。鉛丹則因為有毒，政府已禁用，臨床上發現去了鉛丹也不致影響療效，但我也會視病症加龍齒、石決明或珍珠母取代。因為介類有潛陽作用，介殼類皆內含磷鈣成分，可鎮靜、收斂、平衡電解質，而達到安神效果。

主治病症

1.精神官能症

很多精神官能病症如果用溫和的柴胡桂枝湯來疏通三焦、調和營衛效果不明顯時，就用柴胡龍牡湯。本方因為有介類潛湯，其作用較柴胡桂枝湯為強。我們常從媒體看到自殺的人越來越多，個人因素與台灣的經濟蕭條走下坡都有關係，連台灣三大女高音之一的高醫教授都會厭世跳樓，可想像那些升斗小民承受不了生活壓力而自殺解脫，甚至全家燒炭。

越是衰敗無奈落後的國家，宗教就越盛行，因為人們好像只有求神祇保佑，別無他法。也因此台灣的寺廟一座比一座大，一座比一座華麗，但理性回到現實面，好像助益也不大，偏偏很多又藉機斂財，使人從此深陷彼淵，足見台灣精神官能症人數正逐漸上升。

凡有精神官能症，並顯得不安、煩驚或語無倫次，我以本方，加安神藥，往往收效良好。

2.癲癇

老祖宗治療癲癇是有區分症狀的，因為癲狂癇是不同的，一般把癲癇歸陰證，狂為陽證，凡登高而歌棄衣而行，裸奔都是狂症。十幾年前立法院跳上議長、院長桌上握麥克風，跳上首長車頂叫罵的民意代表行為也都是狂症。但正常一人喃喃自語，不自主哭笑，默默寡言，都屬陰症。

對治療癲癇的原則是化痰為主。文獻上記載

「無痰不成癇」「痰為百病之源」，因此初期以化痰為主，待急性發作緩解後用潛陽安神法，就很有效。一般用龍骨、牡蠣、龍齒、石決明等，都有潛陽作用，這些介殼類，對患者處於陽亢，即精神極度亢奮下，借助含有豐富的磷、鈣介類，可達安神效果。西醫認為是腦部異常放電一般是用癲通，但僅能達到控制病情。我們曾看過服癲通長達二十年的患者。苗栗三灣就有一位李姓患者住台北時，常跑榮總、馬偕，也是長期服用癲通。後經來診服本方加味已然根治。

有位馬偕醫院的沈淵瑤醫師，台北醫學院畢業，因熱愛中醫，專程到大陸研習中醫、針灸並配合現代檢驗機器，如核磁共振、電腦斷層精密儀器，檢驗後用中醫治療，效果很好。他曾接受衛生署委託進行穴位治療之學術研究，經歸納為以百會、內關及湧泉三個穴位按摩刺激頗具療效。

臨床上，我以本方為主方，加秦艽、鉤藤、殭蠶、蟬蛻等抗痙攣藥，效果顯著。

3.車禍造成大腦病變

有位季先生騎機車車禍，送醫院緊急開刀，術後送加護病房留觀。他姐姐是我們的學員，來診所講述症狀，要我開方。我以柴胡龍牡湯加丹參、荷葉、田七以活血化瘀，加菖蒲、遠志開竅醒腦，服後當天就甦醒，並能以手指觸摸鼻子，讓復健科醫師驚訝不已。後來配合針灸，季先生又有耐心服藥，現在完全看不出曾出重大車禍又施行腦手術的病患。不過治療前提是一定要掌握黃金時期，否則腦細胞壞死，縱有仲景再世也無力回天。

九十四年九月中旬，學員鄭清海醫師有病患車禍，送台南某大醫院觀察治療。清海來電問我如何診治開方，我囑柴胡龍牡湯疏壓，生脈飲強心，加丹參、田七活血化瘀，遠志、菖蒲、荷葉醒腦通竅，病患入院腦壓是50（正常值為17），服了上方第二天檢測腦壓，就下降到40，第三天後40下降到34，家屬非常滿意，第四天後34降到18，距正常值17僅一個數值。投藥前，醫院中醫部主任有不同意見，但清海說明是張某開的方，主任也無話可說。病患家屬配合，服完藥，腦壓就正常。我要再次特別強調的是，「黃金時間」很重要。

一般腦內壓過高會出現頭痛、煩躁不安症狀。早年我曾在師大附近的浦城街看過一個中風病患，他常不停重敲自己腦部，照人類的自然生理反應必定表示腦部不適，有痛感，只是中風而無法以言語表達。理論上腦內壓異常會影響心跳，血壓下降。如馬鶴凌先生，遽然發生腦中風靠強心劑維持生命，很明顯的是馬老先生血壓很低，故用強心藥，內含升血壓的藥。

民國九十四年九月份《聯合報》副刊，刊載了沈君山先生的〈二進宮〉短文，敘述他八月二度中風，在新竹馬偕住院，為求周延妥善治療，希望轉台大。他說：他以過去清華大學校長之尊，去電台大找病床都無著落，只有拜託紀政及台北副市長葉金川先生，始得如願。有日護士幫他量血壓，結果出現血壓呈80／40數值，台大準備投以升壓藥，因他有過中風經驗，認為血壓的高低必有症狀，他要醫護人員稍安勿躁，次日再量才知道原來是血壓計故障。如果當時使用升壓藥，就不會有沈君山大師的〈二進宮〉文章，而魂歸離恨天了。

台南鄭清海醫師的病患，腦壓高但血壓低，所以我們投以生脈飲而挽回一命。我們不得不佩服老祖宗的智慧結晶，即便使用生脈飲效果不明顯，也有活血化瘀、降腦壓的效果。只是之後醫院給予升血壓的藥而功敗垂成，殊屬可惜。

4.中風腦血管病變

某中醫學會理事長年過半百，由於看診兼顧會務推動各項活動外，本身又好學上進赴大陸進修，或赴國外探望兒女，導致過度勞累，家族又有高血壓病史，而出現中風徵兆。由於他預知可能隨時發病，故先交代家人，一旦病發，即在十個指頭中央針刺放血，並用合法救護車送台大。

有天不幸發病，家屬遵其指示處理，送台大留觀，長達一個月未動腦部手術，同道找我前往看診，我說我完全不知病發經過，他女兒開車接我到台大，我以柴胡龍牡湯加開竅醒腦的遠志、菖蒲，活血化瘀的丹參、田七、荷葉，因他診所有藥，建議加麝香，病情逐漸好轉。目前他雖有偏癱症狀，但仍熱心會務公益，精神實令人感佩。

有天某同道在一聚會場合告訴我：這理事長的腦血管病變是他治好的。另有同道去了解，原來他用安宮牛黃丸。其實安宮牛黃丸與紫雪丹、至寶丹合稱溫病三寶，是治療腦膜炎的。而腦中風神智不清，治療原則是活血化瘀開竅醒腦。後經同道告訴該同道說：理事長是服了某人的藥後，神智才清楚的。此時該同道才恍然大悟。我是抱「成功不必在我」的心態，我能挽救危急重症而逐漸甦醒已很安慰，故鮮少提及。

在此我也順便一提，我曾歸納溫病、傷寒對腦膜炎辨證特點有八字：神昏、譫語、舌捲、肢厥。男的會出現陰囊收縮。因此用藥方向與腦中風血管病變不同。我們也佩服兩千年前的方藥，仍能用於兩千年後的文明病。

最近我們學員鄭清海醫師父親中風，伴蜘蛛網膜出血，第一時間送台南成大醫院，做腦斷層、X光，診斷腦部輕微出血。鄭醫師來電，希望我幫忙開方。我以柴胡龍牡湯、桃核承氣湯為主，因為老先生神智尚清楚，所以加遠志、荷葉、丹參活血化瘀，鉤藤降血壓、腦壓。服藥後效果顯著，但次日來電稱尿路感染，如未處理或處理不當，可能併發敗血症，轉肺炎，所以每天掌握病情發展，對尿路感染，換豬苓湯、車前子、冬瓜子、金錢草，效果顯著。

患者因為中風，影響了語言中樞、舌咽神經，中醫稱舌捲；酒醉也會出現舌捲肢厥，言語不清晰。所以本次去遠志加竹茹。因中風難免偏癱，手足無力，行動不便，且年歲已大，恢復較慢，但病情都能掌握。服藥幾天後，次週一再進一步檢查，確定病情已獲相當改善。由於住院很多不便，老人家不習慣，檢查又穩定，隨即辦理出院，從發病到出院前後不過一星期。

本病案不見得能肯定是某一方的療效，大醫院有醫療團隊相互支援，所謂兄弟合心，其力斷金。他們有他們的貢獻，但全程中，我們用柴胡龍牡湯、桃核承氣湯活血化瘀；當尿道感染，我們用豬苓湯，都能達到很好療效。病發時我們也曾用生脈飲，生脈飲雖非仲景方，但傷寒方的炙甘草湯也有人參、麥冬，都有強心作用。天氣變冷時，心血管、腦血管遇冷強力收縮，如加上情緒不穩定，飲食、起居失常，尤其冬天麻辣火鍋毫無節制地食用，遇冷血管反覆舒張，冰冷飲（品）使血管收縮，心血管病變就大幅升高。

一般危急重症家屬應鎮靜，不可慌亂。如懂放血，可在十指溝間的井穴（針灸有所謂的五俞穴，即井穴、滎穴、俞穴、經穴、合穴）放血。但家屬未必了解各穴道正確位置，因此不妨在十指的正中間（即十宣）放血，腦內壓可以立即下降。在此同時應即通知專業急救中心派救護車，切忌任意搬動，容易加重出血症狀，而導致留下嚴重後遺症。

從沈君山教授在台大病情穩定後談到清海尊翁的病案，希冀結合中醫治療，又不禁想起令人敬仰的前行政院長孫運璿先生，中風後不久，大陸頭皮針專家朱明清先生，第一次來台就幫他治療，之後孫院長除行動不便，及語言稍微蹇澀外，思緒還很清晰。所以中西結合治療也是我樂見的，不可一味批評中醫不科學，實在是對中醫一大侮辱，更是對老祖宗智慧的不敬。

5 四逆散

【出處】

《傷寒論‧少陰病篇》第288條：「少陰病四逆，其人或咳、或悸、或小便不利、或腹中痛、或泄痢下重者，四逆散主之。」

【組成】

甘草、枳實、柴胡、芍藥。未載明劑量，只說各十分（音ㄈㄣ或ㄈㄣˋ皆可），研磨成粉，合白飲（米湯）服，方寸匕，日三服。

概說

本方在《傷寒論》僅出現在〈少陰病篇〉第288條，原條文：「少陰病四逆，其人或咳、或悸、或小便不利、或腹中痛、或泄痢下重者，四逆散主之。」《醫宗金鑑》作者吳謙先生註解：「凡少陰四逆，屬陰盛不能外溫，然亦有陽為陰鬱，不得宣達而令四肢逆冷者……」在整部《傷寒論》中提到「不能外溫，陽為陰鬱，不能宣達而四肢逆冷」的只有本條。陽氣受到陰氣抑鬱，不能將營養血液物質輸送到全身，就會出現「或咳、或悸、或小便不利、或腹中痛、或泄痢下重」的症狀，也造成四肢冰冷。

談到四肢冰冷，我們不妨回顧四逆湯證的熱厥、寒厥、痰厥、蚘厥。熱厥又分便秘與無便秘，便秘用承氣類，無便秘口渴用白虎湯系列，介乎二者之間者，則選用四逆散。我們介紹四逆散就是藉其方藥機轉，疏暢其陽。

明朝宮廷御醫李中梓先生，又名李士材、念莪，即龜鹿二仙膠創製者，提到「少陰用藥有陰陽之分」，如陰寒，用乾薑、附子才能勝任。但四逆散症的手足冰冷並不是很冷，只有四肢末梢部位冷，所以不致有陰中寒涼之證，只是傳導功能障礙，氣不宣通，所以又稱逆冷。

本方用柴胡解表，芍藥清中。柴胡是肝膽之藥，何以出現在〈少陰篇〉？主因是水木同源，腎為水臟，肝為木臟，故為水木同源，又稱肝腎同源；柴胡用在少陰病，就是著眼於此。枳實屬芸香科，少用可行氣，多用則可破氣；甘草行三焦之氣。只要肝膽正常，就能調暢氣機，將營養物質輸送到四肢，四肢冰冷情況就可改善。

本方是小柴胡湯的變方，小柴胡湯有七味：柴胡、黃芩、半夏、人參、生薑、大棗、甘草，保留了柴胡、甘草，加枳實、芍藥而成四逆散。後代醫者根據四逆散開發了柴胡清肝湯、柴胡疏肝湯，再演變成傷科用藥。有一名傷科大師陳實功先生在傷科外科正宗文獻中提到「傷科復元活血湯」，以及清代《醫林改錯》作者王勳臣（清任）先生——也是近代第一位解剖學專家——所創之「少腹逐瘀湯」，都是以四逆散為基礎。（王清任所創諸方係以病位命名：若是心臟血管病變，則為「血府逐瘀湯」；若是全身疼痛，則為「身痛逐瘀湯」；如果是上下橫膈膜、肋間神經病變，則用「膈下逐瘀湯」；若是肚臍以下腹腔病變，則選「少腹逐瘀湯」；而在市面上流通的「補陽還五湯」，是用來治療中風腦血管病變的。）

主治病症

1.氣胸

如果劇烈運動後飲用冰品，會造成呼吸困難，甚至窒息，即現代醫學所謂「氣胸」，會用開刀方式處理。但古代外科並不發達，全靠藥物，這就是老祖宗的智慧。內湖有一對兄弟先後罹患氣胸，哥哥是由媽媽帶來治療，投藥後未復發。弟弟則因是軍人，已在某大醫院緊急開刀兩次。此症若食飲不慎，會一再復發，因為嗜飲冰品，造成肌肉、血管、神經氣管收縮痙攣所致。

台北青田街孫女士晨起喝冰優酪乳、牛乳，食道和呼吸道痙攣，不能呼吸，因呼吸困難必須用力咳，導致咳血。本來是氣胸變成氣血胸。被緊急送往某大醫院急診，評估需立即住院手術。經電話求診，我用四逆散和苓桂朮甘湯加味而癒。有人騎馬摔跤，肋骨斷裂、內臟出血不能呼吸，造成氣血胸，用「傷科復元活血湯」是最好方劑。

傷科復元活血湯外，另有清朝王清任先生在《醫林改錯》書中，最被社會輾轉相傳的名方「補陽還五湯」，用在治療中風。他的很多方劑以桃仁、紅花為基礎，也是繼承仲景的學術思想與臨床經驗，把仲景活血化瘀思想發揮到爐火純青境界。例如全身痛用身痛逐瘀湯，心臟血管用血府逐瘀湯，上下橫膈膜痛用膈下逐瘀湯，肚臍以下包含生殖、泌尿系統用少腹逐瘀湯，從方劑命名即可了解適應的器官部位。

不過我在林口長庚看診一年三個月，常看同道出手就開血府逐瘀湯、龍膽瀉肝湯，如未經辨證，其實效果不佳。少腹逐瘀湯也是建立在四逆散的基礎上，針對下腹含婦科盆腔炎、婦科不孕症，可用少腹逐瘀湯的變方；但我數十年還是秉持用仲景方原則，較少用後代開發的方劑。

2. 慢性胃炎、潰瘍

用四逆散達到活血化瘀之效。有一年在東京舉辦國際東洋醫學會，日本代表提報用四逆散治慢性胃炎、胃潰瘍療效很好。我個人對潰瘍會加烏貝散，痛加元胡、香附、木香、烏藥、川楝子。四逆散中的芍藥、甘草，就是仲景的芍藥甘草湯，對肌肉、平滑肌的鬆弛有相當療效。

3. 腹痛引發白血球升高

某年七月廿日，同道學士後中醫的蘇醫師令弟，是位資深資訊工程師，原訂要赴香港商務差旅，行前卻發高燒，肚子絞痛，被弟媳送某大醫院急診，血液檢查白血球升到十二萬，醫院研判是急性闌尾炎，要求緊急外科手術。蘇醫師與其弟媳研究後，建議稍安勿躁，送來我診所時，我交待跟診醫師立即交替按壓內關、足三里穴。並投以四逆散、川楝子、烏藥、香附、元胡，服下四天後症狀緩解。七月廿五日照原行程赴港洽商。

當時若是住院開刀，第一，手術是否成功？第二，術後是否併發其他病變？第三，住院需要多少時間？皆為未定數。有此親身經歷，蘇醫師在台北市醫師公會舉辦「資深中醫臨床經驗談」中，建議中醫設急診門診。因當時無人作答，我就提出個人看法，認為門診急診要有下列條件，一是醫師本身要有深厚素養，二是病患及家屬對中醫急診有無信心，敢不敢把貴如千金的生命交給中醫？故存在諸多問題，仍待解決。

有位林益川生生與某財團紀念醫院負責人私交甚篤，曾建議他在醫院設立中醫部，遭否決；又建議在醫院對面成立中醫院，藉其西醫之醫療設備及儀器檢查，中、西結合治病，亦遭否決。令我百思不解的是，救人管道方法越多越好，為何要分中西，甚而排斥中醫？

4. 膽囊炎、膽結石

本方加川楝子、烏藥、金銀花、連翹、丹參、香附，可消炎止痛。結石加雞內金、金錢草、川楝子、烏藥、元胡。尤其有些反覆發作患者，經處理後效果很好。

5. 帶狀疱疹後遺症

帶狀疱疹民間稱飛蛇或稱蛇纏腰，用抗生素結痂後，因為破壞神經會留下後遺症。臨床上我看過帶狀疱疹結痂後出現疼痛廿多年，在脊髓二側即有太陽膀胱經循行處疼痛不已；另有脅肋部痛五年，有眼眶痛八年。中壢一位老榮民，斷腿靠拐杖支撐來診，說：「我帶狀疱疹後，結痂的痛，非言語能形容，若不是有唸高中的兩個小孩要養，早從三樓跳下了斷一生！」另一位女士病發眼眶四周，結痂後抽痛。這些患者我都用四逆散加川楝子、元胡。在太陽膀胱經的合葛根湯，加鉤藤鉤、延胡索，每個病例療效都很理想。治療帶狀疱疹，我主張用雄黃調酒擦拭罹患部位。

談到這裡，也讓我想到一個啼笑皆非的病例，即某大醫院有位醫師的母親罹患帶狀疱疹，找同院醫師診治，不料該主治醫師立即開其處方。該醫師問：「你用什麼方？」對方答：「

除了類固醇，還能用什麼方？」沒想到該醫師竟回說：「類固醇怎麼能吃？」我說啼笑皆非，是說為什麼別人生病就可服類固醇，自己母親卻不敢或不能服用？他母親來診時，我告知「三天不痛，五天結痂，且不留後遺症！」

我曾在別的醫案提過前行政院長郝柏村先生、俞國華先生都曾罹患此症，但並不能像痘疹、痲疹發過後即可終生免疫，而且是越疲勞越易復發。

帶狀疱疹初發時，可用荊防敗毒散，發燒加元參、連翹、金銀花、牡丹皮；嘔吐或腸胃病加葛根。還有一味關鍵藥是蟬蛻。我在此特別推舉這位明末風骨嶙峋的傅青主先生，又名傅山，他的男科方有「蟬蛻一味可治破傷風」，破傷風桿菌與帶狀疱疹皆屬濾過性病毒，都是不好處理的病，蟬蛻用黃酒煮過可治破傷風。這些方法在臨床醫案看不到，是我從傅青主之男科方看到的，效果不錯。

6.心血管瘀阻引發吐血

有位林賢聖同學的老泰山，因心臟有兩條血管阻塞，在某大醫院開刀。僅開第一條，血液就從口腔噴射而出引發吐血。林同學正好在我這邊進修，下課帶了四逆散加藕節、仙鶴草、遠志、蒲黃、丹參、田七等活血化瘀止血的藥到醫院讓他岳父服下。五天後，民國十三年生的老先生出院，再繼續調理，三週後竟復原到能在桌上行方城之戰。再回醫院觀察，發現另一阻塞的血管也通了，至今已三年，老而彌堅，比開刀前還健康。由此可見四逆散連潰瘍都可治療，對很多血管瘀阻或破損都有活血修護功能。

有關柴胡系列，我要特別提到柴胡桂枝乾薑湯。某年一位腎病患者到重慶北路找大陸來台從事醫療業務的大夫看診，原則上大陸或國外醫師來台是不能執業的，即使中國醫藥學院中醫研究所所長聘請的陳╳╳所長有大陸、香港執照，在台灣沒有，他就無法在台行醫。

這位大陸醫師開的是柴胡桂枝乾薑湯，我即從書架拿出《傷寒論》，翻到少陽病條文：「傷寒五、六日，已發汗而復下之，胸脅滿微結，小便不利，渴而不嘔，但頭汗出，往來寒熱，心煩者，此為未解也，柴胡桂枝乾薑湯主之。」我說他開的方，如果是因肝癌、肝炎引起的腹水，那是高明的方劑。因為本方組成有柴胡半斤、桂枝三兩、乾薑二兩、栝蔞根四兩、黃芩三兩、牡蠣二兩、炙甘草二兩共七味，因肝病腹水，脾臟腫大引起腹脹，牡蠣可軟堅，對硬化有效；肝膽病變引起的脾臟腫大，栝蔞根即天花粉可以散結，而乾薑是一味很理想的止痛藥。但這位患者是腎病症候群，本方幾乎找不到任何一味藥對患者有助益。據說當時開一個方二千元。

有一年大陸名老中醫關幼波先生來台做學術交流，由我及林昭庚醫師、台大復健系畢業後考取中醫特考的田明先生作陪。他在演講中提到治肝膽病經驗，會用橘紅、杏仁。巧的是隔天從林口來診的李先生拿了一個處方讓我看，我即問他：「是不是大陸關老先生開的方？」他聽了嚇了一跳。因為兩次的接待交談演講中，我已體認關老的思考方向，也了解到清朝魏玉璜先生之一貫煎，是治肝硬化的名方，僅六味藥：當歸、地黃補肝血，川楝子疏肝氣，枸杞子補養肝腎，沙參、麥冬養肺陰。為什麼用沙參麥冬養肺陰？因為肺屬金會剋肝木，只要將肺金養好，不用顧及它去剋肝木，就可專治肝病。

關老用橘紅、杏仁，深得一貫煎之精神，正有異曲同工之妙。像柴胡桂枝乾薑湯治腎病症候群，其旨意如何就令人納悶費解了。有時我也能體會看了很多書，不臨床就沒經驗；但臨床太多又會感覺書讀太少，所以同道要多看醫案、文獻。

第9篇

瀉心湯類

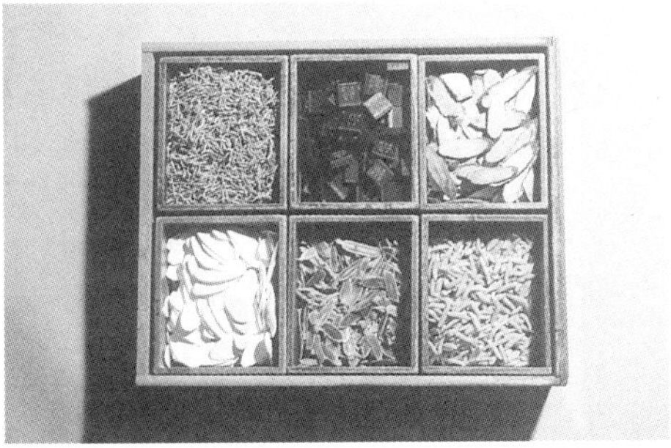

1 瀉心湯系列

【出處】

《傷寒論．太陽病中篇》第96條：「傷寒中風，醫反下之，其人下利，日數十行，穀不化，腹中雷鳴，心中痞鞕而滿，乾嘔，心煩不得安。醫見心下痞，謂病不盡，復下之，其痞益甚。此非結熱，但以胃中虛，客氣上逆，故使鞕也，甘草瀉心湯主之。」

【組成】

(一)大黃黃連瀉心湯：大黃二兩、黃連一兩。

(二)附子瀉心湯：大黃二兩、黃連一兩、黃芩一兩，附子一枚炮、去皮、破、別煮取汁。別煮：分開煮。

(三)甘草瀉心湯：黃連一兩、黃芩三兩、甘草四兩炙、乾薑三兩、半夏半升洗、大棗十二枚擘。

(四)半夏瀉心湯：黃連一兩、黃芩三兩、甘草三兩炙、乾薑三兩、半夏半升洗、大棗十二枚擘、人參三兩。

(五)生薑瀉心湯：黃連一兩、黃芩三兩、甘草三兩炙、乾薑一兩、半夏半升洗、大棗十二枚擘、人參三兩、生薑四兩切。

概說

背誦方劑是很辛苦的事，有人就想到用歌括方式幫助背誦，雖無可厚非，但往往只知其一而不知其二。不能深入了解方劑的演變，學醫或臨床辨證都難免失誤，所以我特別在本書前面列出方劑組成，方便我們比較，並收融會貫通之效。例如甘草乾薑湯加附子就成四逆湯，甘草乾薑湯加人參、白朮就成理中湯，所以臨床上我用四逆湯、理中湯加消炎藥治療胃炎。

公元二〇〇〇年海峽兩岸在台北世貿國際會議中心舉辦紀念仲景二千年學術思想研討會，大陸很多知名代表如傅延齡教授等與會，他們介紹五大瀉心湯類，也特別補述四逆湯、理中湯加抗病毒藥，即以所謂補正祛邪法治療腸胃系統疾病。

仲景方中用甘草最重的除炙甘草湯外，就是甘草瀉心湯。在《傷寒論・太陽病中篇》甘草瀉心湯條文有云：「傷寒中風，醫反下之，其人下利，日數十行，穀不化，腹中雷鳴，心中痞鞕而滿，乾嘔，心煩不得安。醫見心下痞，謂病不盡，復下之，其痞益甚。此非結熱，但以胃中虛，客氣上逆，故使鞕也，甘草瀉心湯主之。」這是因其人下利，日數十行，胃中之物已盡，又誤下造成胃中虛，不可再下，應固陽益陽為瀉邪之本，才是正確治療方法。

我個人曾遭遇條文內敘述的症狀。有年我與幾位同榜同道，經常每週找一餐館聚會，交換學醫與臨床心得。有天在台北遼寧街吃海鮮喝啤酒，回家當晚腹瀉腹絞痛不止，家裡沒有甘草瀉心湯，我就服了芍藥甘草湯，無效；改用平胃散也無效。吐又吐不出，拉又拉不順，即所謂滯下。後來想到用補中益氣湯催吐，服後一小時仍然腹瀉廿多次，我索性坐在馬桶上，用在艾絨加了大蒜汁的特製艾條對著肚臍即神闕穴灸，肚子的絞痛才慢慢緩和，一小時腹瀉廿餘次的症狀也緩和。

與我同餐出現同症狀的據說有五、六人，其中一位同道還請西醫同學帶點滴到她家注射治療，天亮七點多她來電希望我當晚能幫她代課。其實經過一個晚上腹痛腹瀉的折騰，用艾條灸後，早上五、六點我已改善得差不多了，就請我在安樂路朋友帶胃苓湯加味服下，七點準時去上班。

這是我親身的體驗，所以中醫藥被批評不科學，我總是義憤填膺，為老祖宗抱不平。有一年，一對住重慶北路的老夫婦，同時罹患腹痛腹瀉，老先生相信西醫較科學而到大醫院急診，注射點滴。老太太相信傳統中醫，就診於住家附近中醫，用肚臍神闕穴灸法治療，腹瀉就緩解。因為鶼鰈情深，老太太不放心老先生趕去醫院急診室，才知道光是檢查糞便就要三天才有結果，而被迫住院三天觀察，出院結帳花了八千多元，在當年可是一筆大費用，與老太太的一根艾條比，真是天壤之別。

我常感嘆，究竟中醫科學還是西醫科學？只要能救人，為何一定要計較科學不科學？

主治病症

1. 腸胃炎

本方立方宗旨即針對腸胃炎而制。

2. 夢遊

一位南港高工二年級男生，有天晨起發現衣

架在床上，又有天起床書桌也在床上，家人十分納悶。來診時我以甘草瀉心湯、溫膽湯治療。又有一兄弟同睡一房，弟弟半夜尿急，在床上轉了一圈，對其兄長頭上灑尿，卻不自知。我也以甘草瀉心湯合溫膽湯治療，二例效果都很好。

3. 狐惑病

本病是睫狀虹膜體發炎，咽喉發炎沙瘂，前陰後陰部發炎等視覺、呼吸、生殖三種不同系統同時出現症狀。現代醫學稱貝西氏症，病名是因一九三七年由土耳其貝西氏（又譯白塞氏）發現而在醫療刊物發表；但日本清水保醫師卻提出抗議，說明本病早在中國漢朝張機（即仲景先生）就已發現，其症狀正是「狐惑之為病，狀如傷寒，默默欲眠，目不得閉，臥起不安。蝕於喉為惑，蝕於陰為狐。不欲飲食，惡聞食臭，其面目乍赤、乍黑、乍白。於上部則聲嗄，甘草瀉心湯主之。蝕於下部則咽乾，苦參湯洗之。蝕於肛者，雄黃燻之。」可見二千年前老祖宗就已發現貝西氏症，並已提出具人體經驗與用方。但甘草瀉心湯對音瘂有多少療效，我不了解，我是用麥門冬湯加菖蒲、蟬蛻、訶子、桔梗、白通草治療，口感也較好。

瀉心湯系列因內有黃連、大黃、黃芩，口感苦，病患不易接受，近年我幾乎很少用。

2 旋覆代赭石湯

【出處】

《傷寒論・太陽病中篇》第101條：「傷寒發汗，若吐若下，解後，心下痞鞕，噫氣不除者，旋覆代赭石湯主之。」

【組成】

旋覆花三兩、人參二兩、生薑五兩、代赭石一兩、半夏半升炙、甘草三兩、大棗十二枚擘。

概說

本方出自〈太陽病中篇〉第101條，原條文：「傷寒發汗，若吐若下，解後，心下痞鞕，噫氣不除者，旋覆代赭石湯主之。」從組成可看出，是由生薑瀉心湯去黃芩、黃連、乾薑，再加旋覆花、代赭石為七味。吳謙先生在註解中特別提到為何要在生薑瀉心湯方中去芩、連、乾薑，是因傷寒病已解，無寒熱之邪。佐旋覆花、代赭石是補虛宣氣，清除痰飲並鎮逆除噫氣。人參、甘草補正氣虛，半夏、生薑止嘔。

主治病症

1.嘔吐

台中一黃姓小女生，每天固定在晨間起床、午睡起床就各嘔吐一次。吃完早餐、晚餐則不定次嘔吐，連續廿二個月。台中榮總檢查後，發現幽門狹窄，但服藥仍未改善，要開刀手術治療。其成功率、副作用、預後，都讓家屬憂心不已。我已忘記由誰介紹來診，我以旋覆代赭石湯、四逆散、蘆葦根治療，一次就完全改善。經過一段時間調理，黃姓小朋友長得很好，看到我上可達傳播公司負責的公視《中醫傳奇》節目，只要感冒哈啾就要求父母從台中帶她到台北看張爺爺。

2.呃逆不止

呃類似打嗝，逆即氣沿氣管或食道往上衝。有一位民國三十九年從韓戰結束回國，現已九十高齡的老將軍，我與他有知遇之恩，在台北從事針灸教學，為人爽朗，口才便給，幽默風趣，我的兒女也曾跟隨他學針灸。有天上課腳痛，自己扎針不理想，服西藥就呃逆不止，站立不穩，由三位同學陪同來診。我投以本方服下後，呃逆就止。

十年前老將軍因肺炎住台北榮總。據榮總說，以他當時症狀，其他人幾乎前門進、後門出，很難倖免。他經過治療安然出院後，到處說他老命三分之一是榮總用現代儀器檢查出肺炎，三分之一是自己及學生扎針，三分之一是我救的，如果要學中醫內科就找張某人。也因他針灸醫術高明，所以我也常對學針灸的同學推薦向他學習。

3.噎膈反胃

噎為食道癌，膈為胃癌，反胃是吃了東西就想吐。因為本方有半夏、生薑，可以止嘔吐，但我不用本方治療食道癌。治胃癌會用本方及順天堂從日本引進之樂適舒（WTTC）。據報導WTTC對胃癌、直腸癌有四〇%療效。一般胃癌末期疼痛用本方緩解。有位高先生是山東人，經三總確診胃癌，我以本方治療後，生命延長十六年，還曾回大陸山東老家探親。

但也有病患用本方，由食慾不佳反而胃口大開，家屬來電稱謝，我卻未因此喜悅。因為《傷寒・厥陰篇》有云：「當不能食，今反能食，為除中。」除中並不是好預兆，因為預後的情況幾乎不佳。仲景先生說「除中必死」，吳謙註解為「胃氣將絕，求食以救」。除中與迴光反照不同，《內經》《難經》都有提到迴光返照或無疾而終，《內經》《難經》有「脈平而死」，臨床完全沒有異狀，這是因為胃氣獨絕於內故也。

4.咳喘

旋覆花為菊科植物，加半夏、甘草有降逆化痰之效，故有些久咳不癒用本方獲得緩解。在方劑中有金沸草散，這金沸草就旋覆花。所有花朵開花都向四方發散或隨風吹向不同地方；唯獨旋覆花是向下，故有降逆作用，與半夏同用可止咳平喘化痰。

第10篇

四逆湯類

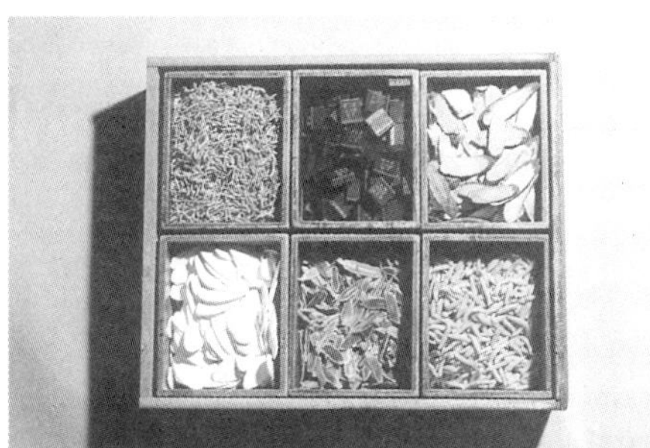

1 四逆湯系列

【出處】

《傷寒論・少陰篇》全篇。

【組成】

炙甘草二兩、乾薑一兩半、附子一枚。

概說

我們這裡談的不僅僅「四逆湯」，因為少陰腎經，陰盛之藏也，少陰受邪則陽氣微，從本之治，多為回陽救逆。而回陽救逆方藥，凡有附子、乾薑組成的，都歸四逆輩。如四逆湯、理中湯、白通湯、真武湯、附子湯。「四」指四肢，「逆」指厥逆，即四肢冰冷。人體四肢為何冰冷？〈厥陰篇〉提到「陰陽不相順接」。所謂陰是指肝、心、脾、肺、腎五臟，可稱肝陰、心陰、脾陰、肺陰、腎陰。這五臟臟器是看得到的，但看不到的陽，是指功能：肝有解毒功能，心臟則將血液藉搏動供應血管末梢，脾有運輸轉化營養物質的功能，肺有交換氣體功能，腎有過濾代謝功能。

這些器官發生障礙不能產生功能、發揮作用，就稱之為「陰陽不相順接」。例如胃是以降、以通為補，一旦不能消化食物，腐熟水穀，就會造成胃氣上逆而噁心，甚至胃穿孔。心的二尖瓣、三尖瓣閉鎖不全，室中膈缺損，就會影響供血，造成缺氧、胸悶等症狀。中醫講的是「整體觀念」，陰陽相交、水火相濟，往往一臟有病，就會損及另一臟。這也是《黃帝內經》談的「孤陰不生，獨陽不長」的道理。

四逆輩因有附子、乾薑，都屬辛熱之品，有人服用後出現口乾舌燥，甚至口破。所以宋朝陳師文先生，將歷朝歷代凡服用後有副作用的方，稍做調整，就無副作用。例如理中湯有乾薑，服後胃部有灼熱感，即將乾薑換茯苓，變成人參、茯苓、白朮、甘草為四君子湯，這四味藥溫和不燥，溫柔敦厚，如謙謙君子。這也是陳師文編《太平和劑局方》的由來。

主治病症

四逆輩的方劑，依我統計共有八個方，但我最常用的有四逆湯、真武湯，再從兼症加減，歸納起來，常治的病症為：

1.四肢冰冷

人類是恆溫動物，不像蛇、蛙可以變溫而冬眠。因此患者因血液循環不良，造成四肢冰冷，以四逆湯或真武湯再加溫陽活血藥，效果良好。

2.下肢水腫

我常以真武湯加車前子、牛膝，可消腫。

3.腦部缺氧

我常以生脈飲、真武湯為主，加速血液輸送到腦部，病患就不致缺血、缺氧。

4.室中膈病變

四逆輩配合木防己湯。

2 真武湯

【出處】

《傷寒論・太陽病下篇》第106條：「太陽病發汗，汗出不解，其人仍發熱，心下悸，頭眩身瞤動，振振欲擗地者，真武湯主之。」〈少陰篇〉第273條：「少陰病二、三日不已，至四、五日腹痛，小便不利，四肢沉重疼痛，自下利者，此為有水氣。其人或咳、或小便不利、或下利、或嘔吐，真武湯主之。」

【組成】

茯苓三兩、白芍三兩、生薑三兩、白朮二兩、熟附子一枚擘八片。上五味藥用水八升煮三升，每日溫服三次。本方隨證加減：咳嗽加五味子半升，細辛、乾薑各一兩；小便正常去茯苓；下利去芍加乾薑二兩；嘔吐去附子加生薑五兩，連前三兩共八兩。

概說

本方分別出現在〈太陽病下篇〉第106條，原條文：「太陽病發汗，汗出不解，其人仍發熱，心下悸，頭眩身瞤動，振振欲擗地者，真武湯主之。」〈少陰篇〉第273條，原條文：「少陰病二、三日不已，至四、五日腹痛，小便不利，四肢沉重疼痛，自下利者，此為有水氣。其人或咳、或小便不利、或下利、或嘔吐，真武湯主之。」

從〈太陽病下篇〉條文，《醫宗金鑑》作者吳謙先生在註解即說：「此條示人以救逆之法也。」即發汗過當亡陽，造成心臟衰竭，不能充分將血液輸送至大腦，造成大腦缺氧，用真武湯扶陽抑陰以救其逆。因為太陽病用麻黃湯或大青龍湯發汗，理論上外感熱證應該緩解，卻未見其緩解，反造成嚴重脫水，亡陽於外而休克。

「心下悸，築築然動」即心下胃的上部有東西竄動感，是因為發汗過當，使心臟出現代償性的悸動，也表示心臟要將血液發射供應到全身，而產生心跳加速，稱陽虛不能內守。「頭眩身瞤動」，當心臟努力將血液輸送到全身，卻有「力不從心」之感，使腦部缺氧，才頭昏眼黑，陽微氣不能升。血液內電解質不平衡，就是陽虛液涸，失養於精也。當身體造成平衡失常，站立不穩，搖搖晃晃隨時會倒地，就是陽虛氣力不能支持身體。

在少陰全篇條文的意義，是針對體內陰寒有水氣而設。水寒之氣，外攻於皮表，造成四肢沉重疼痛，內盛於裡，就有腹痛下利的症狀出現。當水寒之氣停於上焦，則喘不能臥；停於中焦胃腑，則嘔而或下利；停於下焦膀胱，則小便不利，而或少腹滿。這些陰寒之水，不用五苓散是因非表熱之飲，不用小青龍是因非表寒之飲也，所以只有用真武湯溫寒制水。

因為真武湯有附子，可以強心，將血液、水份充分輸送人體各部組織及末梢，讓血液回流正常。如果用各種利水劑無效，可以考慮用真武湯，達到利水消腫效果。

談到真武湯，不禁讓我想起一件令人噴飯卻

又義憤填膺的往事。某年參加台灣製藥公會討論保育類動物藥材管制辦法，席間竟有人提到某些國家不准進口白虎湯、青龍湯，因為這些國家以為這些方劑要殺虎殺龍，殘害動物。其實如果我們向洋人說明方劑命名緣由典故，並起而力爭，就不致鬧笑話，或被抵制。

二○○五年二月我應某藥廠邀請到澳洲的雪梨、布里斯班、伯斯、墨爾本演講，與會者都訴苦談到澳洲禁止附子湯、四逆湯、白通湯、真武湯進口，卻不知我們中國老祖宗，對附子都經炮製、加熱、蒸煮，把毒性降至最低，就如芋頭、半夏都屬有毒的天南星科，含有豐富的生物鹼，我們生吃芋頭，甚至碰觸時間稍久，會嘴麻，喉嚨立即失聲，手也癢痛；但煮熟入口，就不會中毒。尤其佛跳牆，沒有芋頭就失其美味。一般附子藥材，毒性一千單位，經炮製加工後只剩千分之一，不致造成有毒成分累積而影響人體生命。

澳洲禁止有毒藥材進口，英國禁止天麻進口更令人不解，天麻屬蘭科植物，可降壓抗衰老，我認為製藥單位應利用機會爭取說明，否則危急重症患者，反不能施展中醫藥專長，中醫藥被聯合國納入世界人類遺產的美名也無法揚名於世了。

中醫藥主管單位也應突破解決，才能落實振興中醫藥發展，不致淪為口號。

主治病症

1.水腫

有一台大電機系畢業，考取中醫的吳孟杰醫師，奶奶八十多歲，心臟無力而全身水腫。他開了真武湯讓老奶奶服下後，所有水腫全消；

相對的，現代醫學用利尿劑後，往往又復發。仲景用掌水的真武大帝命名，是因為人類有四大守護神：北方屬水，真武就是北方的水神；東方屬木，相應五色為青，故有青龍坐鎮；西方屬金，相應五色屬白，故有白虎掌管；南方屬火，相應五色為紅，紅為赤、朱，故有朱雀主宰。

古代宗教信仰，可以彌補法令約束人類行為之不足，像民間常說「舉頭三尺有神明」「人在做天在看」，都是告誡人們要向善。仲景用真武為方名，是藉其鎮水之義。仲景在《傷寒》《金匱》都有提到：「人一身制衡水者脾也，主水者腎也。」臨床上常聽病者曾看過中醫告之「脾濕」，脾如不濕不能運化，並造成腸管乾燥而便秘；但太濕又影響運化。所以要藉助主水的腎，所謂「腎為胃關，聚水而從其類者」，如果命門相火不能燃燒，脾的樞機輸運，會因腎之胃關不開而造成全身代謝障礙，並全身出現一系列之痰飲症狀時，靠誰發號司令？誰制衡水系？只有溫心陽的真武湯。

本方附子屬辛熱之品，有強心作用，一方面刺激命門相火充分燃燒，水就不泛濫或妄行。白朮能燥濕，幫助脾胃運化功能，達到制衡水的效果。生薑辛散，助附子補陽溫中，有散水之意。茯苓淡滲協助白朮健脾土，加人參、甘草就組成四君子湯，治水之中有利水之道。雖然只有五味藥，但妙在白芍可以酸收斂陰，一以瀉水得免妄行水患，二可收斂使水歸根於陰，不會有發散之憂，故能發揮溫寒散水氣，達到消腫效果。如小便不利，四肢沉重疼痛，用本方加丹參化瘀，澤蘭化瘀利水。

2.治亡陽

本方組成面面俱到，對大汗而成亡陽，因能強心，故可治汗出過多導致休克症狀。

3.電解質不平衡

臨床上很多嚴重脫水、電解質嚴重不足，導致肌肉組織抽動現象，本方可緩解。

4.眼皮跳動或臉頰不自主跳動

從《方義註解》可知其治療的症狀，不過我大部分會用葛根湯加秦艽、鉤藤、蟬蛻、殭蠶解痙。

5.暈眩

包含小腦病變，因為大家都知道，小腦是管人體平衡感，很多人中風、車禍引起腦組織、血管病變，而使身體失去平衡感，我有很多病例。本方搭配活血化瘀方藥，甚至連頸部基底動脈狹窄，用本方強心活血化瘀，改善良好。

6.腦血管病變致視窗狹窄

有一年輕患者因腦瘤手術造成視窗狹窄，經用活血化瘀為主配強心之真武湯加眼科藥之茺蔚子、青葙子、穀精子等，服後未久，病患來診，高興地說窗戶終於被打開。我想是否因強心作用，使血液充分供應到大腦，活化腦細胞，含氧量充沛，使視神經獲改善。

7.梅尼爾氏症

依我臨床經驗，用小柴胡湯、苓桂朮甘湯效果較理想。理由是基於仲景醫學觀點，人體兩側屬少陽，兩耳在人體兩側，梅尼爾氏症又因內耳前庭病變，小柴胡湯為首選。

因為梅尼爾氏症造成眩暈，常困擾很多患者

。日前一位眩暈患者在書店買了我《張步桃開藥方》（遠流出版）的書後，自行到藥房花了十五元購買真武湯及單味藥，服一次就好。特來診所向我謝謝，並說明他眩暈治療的經過、時程、效果，原本一直都不理想，未料一包藥就治好多年痼疾。

我在很多場合及出版的書籍都談到，出書的原意是感覺中醫藥一再被批評不科學或被污衊，才抱著承先啟後繼往開來的心志，將中醫藥的優點、長處及數千年來老祖宗代代相傳、世世累積濟世救人的經驗，宏揚到社會每一角落，深植到民間每一民眾心裡。但不希望購書閱讀的人，未經合格醫師辨證就輕易向藥房購藥治病，萬一有任何差錯，我反而會道德良心不安。明朝名醫喻昌先生，又名喻嘉言，除著有傷寒之《尚論》《後尚論》及《寓意草醫案》外，另著有《醫門法律》一書，內容與我敘述觀念相同。

我也曾思考寫一本《新醫門法律》，因為我看到一些收費不合理，又耗費病患時間，延誤就醫的案例，就感嘆病患無奈。例如有一同道為腦血管病變患者治療，費用是一天一萬，三星期要價廿一萬，病患已因生病，正氣虛弱，心情不佳，雖然收費昂貴，但所謂花錢消災，能治癒就罷。我對患者說，用這廿一萬，依我診所收費，可吃四年。

又有一小孩肛門括約肌與閉肌收縮彈性差，只要排氣、放屁，糞便便隨之而出，找同道看了三、四年，花了將近四十萬。來我診所服三次藥，症狀就緩解。《內經》說「腎開竅於二陰」，但這裡的腎並非解剖學的臟器，是指大腦皮質人類最高指揮系統。我們用真武湯、四逆湯、四君子湯、五味異功散、六味地黃丸、七味白朮散系列加收澀之五倍子、蓮蕊鬚等藥，服了三次藥就好轉。這類方劑的思考方向是因為脾屬土、腎屬水，土剋水，用在腸胃系統，也可用在泌尿系統，正是符合「簡便廉效」的治療原則。

另有一小女生，從學校返家，面色鐵青，衣衫襤褸，言語不清，家人以為被強暴或騷擾，驚嚇之餘，找了不明來路的醫師，要求一百二十萬醫療費，言明先付七十萬要買貴重藥品，後謝再付五十萬。我只介紹兩個方劑，一個是甘麥大棗湯，一是溫膽湯，患者後續如何，我未追蹤；但這兩種方劑，價格便宜，一百二十萬可服用數十年。

因為這些現象時有耳聞，媒體也常報導，所以我才想寫《新醫門法律》，效法孔子以春秋之筆使亂臣賊子懼，匡正醫界不當現象。但又難免擔心現在世風日下，是非不分，萬一我的敘述有人對號入座，找黑道挑釁，又不值得。

第 11 篇

甘草湯類

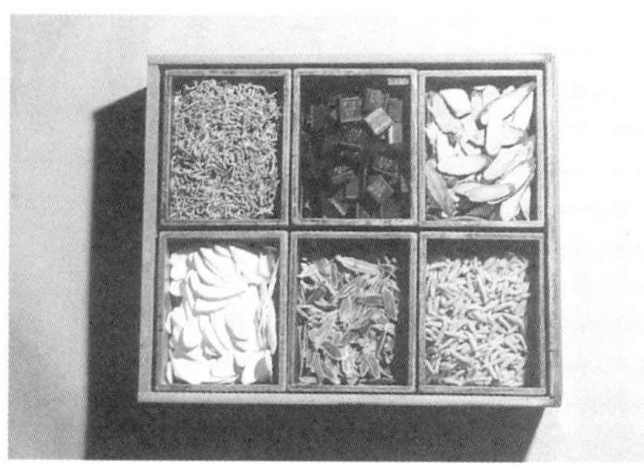

1 桔梗湯

【出處】

《傷寒論·少陰篇》第293條：「少陰病，二、三日咽痛者，可與甘草湯；不差，與桔梗湯。」《金匱要略》第七章〈肺痿肺癰咳嗽上氣篇〉第6條：「咳而胸滿，振寒脈數，咽乾不渴，時出濁唾腥臭，久久吐膿如米粥者，為肺癰，桔梗湯主之。」

【組成】

桔梗一兩、甘草二兩。

概說

本方出自《傷寒論·少陰篇》第293條，原條文：「少陰病，二、三日咽痛者，可與甘草湯；不差，與桔梗湯。」及《金匱》第七章〈肺痿肺癰咳嗽上氣篇〉第6條，原條文：「咳而胸滿，振寒脈數，咽乾不渴，時出濁唾腥臭，久久吐膿如米粥者，為肺癰，桔梗湯主之。」從〈少陰篇〉敘述可知，咽痛只要用甘草一味藥，如果效不好，再加一味桔梗，就稱甘草桔梗湯，簡稱桔梗湯。

本方雖僅二味藥，但確有意想不到之功效。甘草顧名思義是甜的，《內經》提到甘能緩，緩就能鬆弛，解除痙攣，就算是重症，加一味甘草，症狀減輕，也是緩，所以一味甘草名忘憂湯。桔梗內有皂素，凡含皂素的藥都能化痰。會咳會喘，就是因為氣管有痰，有時伴有痙攣造成氣上逆，輕者咳，重者喘。

自仲景之後，很多醫家治咳都從桔梗湯發展而成。明朝程國彭（又名程鍾齡）先生著有《醫學心悟》一書，內有一方「止咳散」治咳。其實止咳散就是建立在二陳湯、桔梗湯的架構上。很多同道喜用止咳散，雖不一定能治好咳嗽，但無副作用，因此止咳散深受後代醫家的重視。

主治病症

1.肺癰

肺癰分虛實，如果口乾，胸隱痛，脈又實，更加喘不得臥，是邪實，以葶藶大棗瀉肺湯瀉之。而桔梗湯治療的肺癰是癰膿已潰，用桔梗之苦、甘草之甘來解毒排膿，因為肺癰的膿從呼吸系統排出體外後，呼吸就可恢復正常。從臨床觀察，很多患者晚年有肺氣腫、膿瘍者，都與抽煙有關，只有輕重之分而已。故能戒煙，應儘早戒掉，近日媒體也報導抽煙性功能、腎功能都會低下。

2.咽痛

臨床如不知咽痛如何治療時，不妨考慮甘草桔梗湯，往往有意想不到的結果。但一般同道不善用經方，其實不妨參考張潔古所著《珍珠囊藥性賦》，他說咽痛就用牛蒡子、桔梗，證明桔梗也是治咽痛的要藥。至於牛蒡子，他也有獨到見解。因為牛蒡子屬菊科，菊科植物本就有清熱解毒作用，咽痛就是紅腫熱痛的炎症，牛蒡子可消炎而達到治療效果。早期的殺蟲劑多用除蟲菊提煉淬取而成，而除蟲菊即屬菊科植物。

有很多呼吸系統的疾病用到桔梗，前述程國彭的《醫學心悟》中，至今被中醫同道樂用的止嗽散，主方就是甘桔湯及二陳湯所組成的，所以止嗽就是少不了甘草、桔梗。本方之所以被同道樂用，是因甘草、桔梗之外，有半夏可除痰，甘草調和，茯苓祛痰除濕，達到止咳止嗽目的；縱然無效，至少沒有副作用。不像大、小青龍湯使用不當會帶來副作用。尤其化痰最強的礞石滾痰丸中的礞石，是以青礞石入藥，有時難免帶來副作用。

2 甘草乾薑湯

【出處】

《傷寒論・壞病篇》第368條：「……診脈浮大，則為風虛，非寒虛，用桂枝不足以治其寒，而加附子溫經。即有陽明內結，讝語煩亂等證，渾不為意，且更與甘草乾薑湯……。」《金匱要略》第七章〈肺痿肺癰咳嗽上氣篇〉：「肺痿吐涎沫而不咳者，其人不渴，必遺尿，小便數。所以然者，以上虛不能制下故也。此為肺中冷，必眩多涎唾，甘草乾薑湯以溫之；若服湯已渴者，屬消渴。」

【組成】

甘草二兩炙、乾薑二兩炮。

概說

本方出自《金匱要略》第七章〈肺痿肺癰咳嗽上氣篇〉，原條文：「肺痿吐涎沫而不咳者，其人不渴，必遺尿，小便數。所以然者，以上虛不能制下故也。此為肺中冷，必眩多涎唾，甘草乾薑湯以溫之；若服湯已渴者，屬消渴。」又《傷寒論・壞病篇》第368條原條文：「證像陽旦……師言夜半手足當溫，兩腳當伸……」引申的一句「如其言何也？」而以問答式答曰：「診脈浮大，則為風虛，非寒虛，用桂枝不足以治其寒，而加附子溫經。即有陽明內結，譫語煩亂等證，渾不為意，且更與甘草乾薑湯……。」

由前面這兩段文字可了解，甘草乾薑湯是治四肢冰冷症。如症重再加附子，就成了四逆湯；再加人參、白朮，則為理中湯。如理中湯加附子，則為附子理中湯。

主治病症

1. 口水多

中風、車禍腦受傷，療養階段往往會不停流口水，造成照護的人很困擾。有一服務合庫的先生，車禍五年，出現整天流口水症狀，現代醫學幾乎一籌莫展，但患者來診，我們用甘草乾薑湯後，口水不再流。車禍造成腦損如此，中風流口水也如此。

很多小朋友在出生長牙階段，整天口水不停，大多數父母會用圍兜圍，但因口水不停把圍兜浸濕，時間一長，脖子開始過敏。早年民間習俗是在嬰兒脖子下掛個圈圈餅吸附口水，其動機是因為餅乾乾燥，口水經餅乾吸收，就不致流涎。福建、廣東、台灣民間都同一習俗，但只治標，無法根治，服甘草乾薑湯後，就止住了。

但本方的乾薑辛辣，只有甘草駕馭，似嫌不足，故口感不佳。我就思考摸索，想到益智仁、覆盆子二味藥都有縮小便功效。我們不妨深思，一天尿量多於口水幾倍，益智仁、覆盆子都可縮尿，何況口水？臨床使用，效果果然良好。口感上，益智仁屬蘘荷科，味芳香。覆盆子屬薔薇科，味道很像蔓越莓，我們用的覆盆子是蓬虆植物的果實。舉凡薔薇科，如蘋果、桃子、杏仁、枇杷、水梨，口感都不錯。

2.頻尿

頻尿是年老衰退現象，很多年長的老先生、老太太怕出遠門，就是擔心長途跋涉，飛機、火車尚不致困擾，但汽車就形成心理威脅，往往無心觀光，只關心下站廁所有多遠？偏偏上廁所有如咳嗽會傳染，一人下車如廁則全車人下車，老年人行動又不便，上了年紀的人不願出門，應與頻尿有密切關係。

臨床上頻尿只要不是尿道感染，就可用甘草乾薑湯、腎氣丸、桑螵蛸散。小朋友可用桂枝龍牡湯。如因尿道感染，可用豬苓湯加金錢草、白茅根、車前子。如因外感引起，則可用宋朝小兒科聖手錢乙先生的導赤散，其中的木通就是很好的利尿藥。

3 芍藥甘草湯、芍藥甘草附子湯

【組成】

(一)芍藥甘草湯：芍藥四兩、甘草四兩。

(二)芍藥甘草附子湯：芍藥三兩、甘草二兩炙、附子一枚炮去皮破八片。

【出處】

《傷寒論・壞病篇》第368條：「傷寒脈浮，自汗出，小便數，心煩微惡寒，腳攣急，反與桂枝湯，欲攻其表，此誤也，得之便厥，咽中乾，煩躁吐逆者，作甘草乾薑湯與之，以復其陽，若厥愈足溫者，更作芍藥甘草湯與之。」〈太陽病中篇〉第61條：「發汗病不解，反惡寒者，虛故也，芍藥甘草附子湯主之。」

概說

本方出自《傷寒論・壞病篇》第368條，原條文：「傷寒脈浮，自汗出，小便數，心煩微惡寒，腳攣急，反與桂枝湯，欲攻其表，此誤也。得之便厥，咽中乾，煩躁吐逆者，作甘草乾薑湯與之，以復其陽；若厥愈足溫者，更作芍藥甘草湯與之。」〈太陽病中篇〉第61條，原條文也出現「發汗病不解，反惡寒者，虛故也，芍藥甘草附子湯主之。」

芍藥甘草湯是仲景先生桂枝湯的變方，桂枝湯有五味藥，仲景先生非常睿智，他的方劑配伍常考慮《內經》所謂「一陰一陽，陰平陽秘，精神乃治」，所以桂枝的辛溫用芍藥的酸寒特性制衡，達到治病的目的。

我一向標榜治病用藥「簡、便、廉、效」，能用二味就不用三味，既可節省醫療資源，又可省錢。尤其近一兩年同道常抱怨醫生難為，痛苦不堪。因為健保給付不合理，回扣又嚴重，不知要如何繼續經營？一天份包裝藥，健保僅給付三十元。現在一碗陽春麵加蛋都不只三十五元，如配小菜要五十元，一天三餐就要一百五十元，但中藥一天服三次的份，卻只給付三十元。

何況每天吃陽春麵也會造成營養不良，但治病是何等急要之事，卻只給付三十元，真是巧婦難為無米之炊。結果又逼得一些診所變相以四物湯、味精交換，謀取不當利益。所以我也常呼籲多用仲景方，可節省醫療成本。

不要小覷芍藥甘草湯只二味藥，往往收小兵立大功的效果，任何組織部位的疼痛都可用。有些不明原因之疼痛先用本方緩解，再找西醫詳細檢查何種系統變化，再進一步治療。

有人遇疾病喜歡求神拜佛，我就想如果時光倒流到小時候鄉下有人在路邊奉茶行善，如在廟中飲水內加芍藥甘草湯，一些老先生老太太不明原因的疼痛服後，也可緩解，就會以為神靈顯現，香油錢進帳必然可觀（一笑）。

主治病症

1.痙攣

因芍藥、甘草都有鬆弛肌肉平滑肌的作用，

也有止痛的作用，臨床上腳抽筋我們會加牛膝、木瓜等藥解痙。

基隆八堵有一患者，腳痙攣非常嚴重，一伸腿便抽筋痛得難忍，又伴有二十幾年的便秘。我們用本方加懷牛膝、木瓜，不但痙攣治好了，便秘也痊癒。有人因長年痙攣腳變形，常賴枴杖行走，服本方後改善，因此本方又名「去杖湯」。日本漢方醫家湯本求真稱本方治腹痛如神。

2.神經性咳嗽

有人一緊張，呼吸系統就收縮而咳嗽，本方有療效。

3.腸胃過敏腹瀉、便秘、打嗝

緊張或煩躁就腹瀉，本方有鬆弛肌肉使腸蠕動正常的作用。

4.神經性頭痛

緊張造成肌肉血管神經收縮，大腦缺氧、眩暈、癲癇的大腦異常放電，甚至巴金森氏症，用本方可收鬆弛抑制之效。

5.神經質的壓力

很多在學同學功課壓力大，或一般人事業壓力大，夜間睡眠惡夢連連，甚至夢遊，用本方可紓解壓力、多夢、夢遊的症狀。

6.女性痛經

女性每逢生理週期，子宮收縮造成肌肉痙攣而疼痛，嚴重的送醫急診，用本方止痛，效果顯著。曾有一患者，每逢生理週期，這個月咽痛，上個月鼠蹊部痛，看西醫，連兩月醫師都用消炎止痛。但我們中醫則對症下藥，咽痛可用小柴胡湯、麥門冬湯加牛蒡子、桔梗，效果就很好；鼠蹊部痛用芍藥甘草湯，就可鬆弛而止痛。

7.腳底不明原因之灼熱感

有位同道某日來看我，自嘆看某患者腳底發熱，體溫又正常，屢治不癒，有如踢到鐵板，西醫又檢查不出結果。他試過知柏地黃丸，理論上，腳底正中有湧泉穴，是腎經發源地，用滋腎陰的知柏、地黃應屬正確，但患者反應無效。我就思考是否屬於神經緊張造成的局部熱象，建議這位同道用芍藥甘草湯，再加懷牛膝以引藥下行，再加地骨皮、鱉甲滋陰，結果治癒。

所以我們辨症論治還必須審因，這種腳底不明原因的發熱，文獻上未曾提過，但我們可以從藥物機轉去思考，往往有意想不到的效果。

4 苓桂朮甘湯

【出處】

《傷寒論・太陽病中篇》第74條：「傷寒若吐若下後，心下逆滿，氣上衝胸，起則頭眩，脈沉緊，發汗則動經，身為振振搖者，茯苓桂枝白朮甘草湯主之。」《金匱要略・痰飲篇》第6條：「夫短氣有微飲，當從小便去之，苓桂朮甘湯主之，腎氣丸亦主。」

【組成】

茯苓半觔、桂枝四兩、甘草一兩炙、大棗十五枚擘。上四味，以甘瀾水一斗，先煮茯苓，減二升，內諸藥煮取三升，去滓，溫服一升，日二服。

概說

苓桂朮甘湯出自《傷寒論・太陽病中篇》及《金匱要略・痰飲篇》各乙次。〈太陽病中篇〉第74條原條文：「傷寒若吐若下後，心下逆滿，氣上衝胸，起則頭眩，脈沉緊，發汗則動經，身為振振搖者，茯苓桂枝白朮甘草湯主之。」《金匱要略・痰飲篇》第6條原條文：「夫短氣有微飲，當從小便去之，苓桂朮甘湯主之，腎氣丸亦主。」

其重點在於呼與吸的辨證，「若呼之氣短，

是心肺之陽有礙也，用苓桂朮甘湯以通其陽，陽氣通則膀胱之竅利矣。吸之氣短是肝腎之陰有礙也，用腎氣丸以通其陰，陰氣通，則小便之關開矣！」明顯看出是吐納氣體交換有障礙的問題。

製作甘瀾水法，取水二斗，置大盆內，以杓揚之，水上有珠子五、六千顆相逐，取用之。

主治病症

1.眩暈

〈太陽病中篇〉談到「……起則頭眩」，所以可治眩暈。眩暈的病因很多，如治療未掌握辨證論治則難治。通常有小腦的病變，臨床自我辨症是雙手平伸不用力時會有顫抖現象，可省去電腦斷層掃瞄過程。

有高血壓引起，通常午後兩顴潮紅如女性擦了胭脂，兩手常麻木，頸椎有如「太陽之為病，項背強几几然」，即緊綳感。有低血壓伴貧血引起，望診上臉色口唇蒼白，沒血色，蹲立都會眼冒金星。有眼壓高引起，如眼眶有脹痛感，可以確認與眼壓升高有關。有內耳不平衡引起，明明看著地板是平的，但又感受好似凹凸不平，且常伴嘔吐。有因腸胃消化吸收功能不好，致營養不良引起貧血，無法充分供應腦部所需而致眩暈。但最棘手的莫過於頸椎基底動脈狹窄致大腦缺氧的眩暈，類似高血壓。最後一種病因是中醫所稱的肝腎陰虛。

肝腎陰虛似較抽象，現在我們談談中醫《內經》的辨證。《內經・至真要大病機十九》談「諸風掉眩，皆屬於肝」，故眩暈與肝有關；高血壓中醫名詞是「肝陽上亢」，眼壓高是肝開竅於目，貧血是肝不藏血，心是主血，脾是統血，如果肝的藏血不足，就無法充分供給心，心血如不足，腦缺氧就會眩暈。腸胃功能不足也無法讓清陽上升，濁陰下降，而致眩暈，類此症狀常伴嘔吐，應用半夏天痲白朮湯。我曾看過某部長，因工作壓力太大，導致胃系統功能不全而眩暈，我一方面用調整其腸胃系統的藥，配合疏壓藥，未久症狀就改善。

我也曾看過長達數十年被眩暈困擾的病患，也有遠從澎湖專程來診的。

總之，苓桂朮甘湯用於心肺之陽有礙——即呼吸系統造成的眩暈——效果良好，是因為桂枝含有桂皮醛，精油刺激心臟而收強心效果，茯苓、白朮、甘草可去除痰飲，使呼吸管道不致因痰飲分泌不正常與外界氣體交換產生障礙的暈眩，得以緩解。也達到清陽上升、濁陰下降的效果。

眩暈也是現代人的常見病，以我們民國八十九年電腦統計資料，看診達二、三〇六人次，還有其他頭痛伴眩暈、耳鳴等，如含這些症狀更超過五千人。也可見現代人抗壓性越來越差或是生活壓力越來越大，才有這些症狀。

2.降眼壓

正常人眼壓是20以下，只要超過20就會出現眼眶脹痛，我們曾看過眼壓高達50以上的。有一年我在高雄社大健康講座，一位小學五年級學生高達56，我以苓桂朮甘湯加懷牛膝、車前子、青葙子、穀精子、茺蔚子等藥治療，眼壓很快治癒，維持很長時間，但有年寒假看電視長達七、八小時，又上升到24，證明藥效之外，還要注意生活作息。

台中一位徐姓老年患者，眼壓指數30，服苓桂朮甘湯三天就降到正常值，回眼科複診時，眼科醫師還好奇問道：「怎麼可能？」因為眼科通常對眼壓過高只有三個方法：一是點眼藥，但會刺痛；二是雷射治療，但據了解不能治本；三是開刀，但只要有外感、眼壓又升高。

造成眼疾除了老化之外，應該與現代人長期注視電腦螢幕、紙張太白、燈光不協調或品質差印刷字體太小，或過食熱量過高、油炸食物等有關，以我們八十九年看診電腦統計人數就有七五六人次。

除用苓桂朮甘湯治療眼壓之外，還可用食療。清朝陸定圃的《冷廬醫話》特別推崇枸杞、菊花組成的杞菊丸，與杞菊地黃丸不同。另外我介紹過的生吞黑豆也是《冷廬醫話》所提，內載朝廷主考官閱卷，對蠅頭小楷，八十歲眼力如同四十歲，可見黑豆有其功效。我早在六〇年代曾吞半年，民國七十七年又開始持續不斷，效果很好。八十三年我寫了一篇〈黑豆黑豆我愛你〉，在《中國時報》養生版登載，轟動一時，黑豆在當年，被《商業周刊》評為十大產品。後來經元氣齋出版一本《黑豆、蘿蔔、茶》至今已三十刷。雖是題外話，但可供大家參考。

3.鼻涕倒流

「痰飲」在日本人的解釋為「水毒」，一般人呼吸系統的氣管黏膜經鼻腔滲出液體，初期是稀白，但嚴重時像水龍頭流不停。針對這種症狀，如果還未化熱之前就用寒涼藥物治療，一定雪上加霜。一旦化熱，就會出現發炎，痰變成黃、黏、稠，此時我們會用麻杏甘石湯。

如果鼻涕稀白，且沒有停止流涕的現象，就屬小青龍湯證。

《金匱要略・痰飲篇》告訴我們，痰飲當以溫藥和之。苓桂朮甘湯的組成，除茯苓外，桂枝、白朮、甘草都辛溫，透過桂枝強心而擴張血管，黏膜組織就能流暢；白朮燥濕的功效將黏膜吸附吞噬，再透過茯苓淡滲利水，將分泌物或滲出物透過泌尿系統帶出體外；甘草則駕馭桂枝、白朮的溫性，而不致過於燥熱反應。

我們常感佩仲景先生，往往只更換一、二味藥，名稱功用就不同。咽喉是不同的管道，一從消化系統，即食物經口，咀嚼、吞嚥↓胃，胃液腐熟↓精微物質（營養）到小腸，再藉氣運輸到全身，糟粕則到大腸排出體外；另一則為呼吸系統。所以一旦呼吸系統受風寒外邪，咽部即產生病變，但咽喉也有相互影響之關係，例如食物吞嚥不利，呼吸就受影響，呼吸不利也影響吞嚥，有如城門失火，殃及池魚。

幾年前，美國某大醫學中心發現，治咳嗽不是直接治療呼吸系統，除非因吸煙影響呼吸氣管病變外，八〇%是從腸胃系統治療。我看後會心一笑，因為早在《內經》時代，就已明確指出，胃為濁陰，脾主運化，透過運輸轉化將水穀精微輸送到全身，一旦虛弱，就成「生痰之源」，可說是痰飲的大本營。因此當我看到美國某大醫學中心，現在才以「最新發現」治咳嗽約八〇%從腸胃系統治療時，不免啞然失笑。我也撰文呼應這篇報導，支持其說法，並略述苓桂朮甘湯的組成及機轉，能清除氣管黏膜止咳。

《醫宗金鑑》內云：「胃濁脾濕嗽痰本……」將病因機轉敘述得很清楚。但現代人，因為飲食偏食冷飲或空氣品質不佳，出現咳嗽，其中出現的一種症狀就是痰飲的分泌物從鼻腔流出，或倒流。咳嗽不易治療，諺語「窮人怕屋漏，醫生怕咳嗽」，是指咳嗽難治又棘手，病因病機複雜，應細心辨證。

曾有一位牟姓演藝人員，咳嗽三、四年，其樓上鄰居某醫師告訴他：「我乾脆祭出最後法寶——類固醇。」他聽後不敢服西藥，經人介紹來診，服藥後全部緩解。另有一位北市自來水事業處職員，咳了十年，看了十年西醫，他告知每週看一次花三十分鐘，一年五十二週，花二十六小時，十年花二六〇小時，都沒看好，但來我這看診，初診雖然等了六小時，只服一次，十年的咳嗽竟然痊癒，直說值得。

鼻涕倒流、咳嗽不是大病，但經年累月不癒就令人困擾。有位張先生，咳了十五年，每次咳嗽都要快速離開辦公室，咳嗽擦鼻涕，因為全辦公室只要他咳，都用異樣眼光看他，都以為他肺結核，會傳染他人。記得民國九十二年的SARS，不論美國、香港、中國大陸、台灣，席捲各地，造成經濟蕭條，大家束手無策，好似染上就是絕症般；殊不知，這只是一種症狀的反應而已，對社會卻造成巨大的衝擊。

苓桂朮甘湯介於小青龍湯與麻杏甘石湯之間，所以問診時要問痰白或黃。但小患者往往答又黃又白，因為人在休息時，身體一切機能呈半休止狀態，所以起床時的痰偏黃黏稠，但經過盥洗、早餐後，因食物鹹份比例較多，而鹹又能軟堅（五味：酸收澀，苦燥濕，甘緩急，辛發散，鹹軟堅），又能散結，組織結節硬塊消彌於無形，黃黏稠的痰此時變稀白，所以小朋友會答又黃又白。而現在小朋友的表達有時讓人覺得有美感，例如我問大便，小朋友答：「有時像香蕉黃橙橙，有時像湯圓，有時像蘋果派。」頗貼切傳神。總之，介於黃白間的痰，可用苓桂朮甘湯溫化。

將苓桂朮甘湯的桂枝換成人參，即成四君子湯，即美國報導的，不是從呼吸系統治療，而是以健脾的腸胃系統治療。將桂枝換成乾薑，即成乾薑茯苓白朮甘草湯，也就是腎著湯，顧名思義是治療腎著病。何謂腎著病？現代醫學名詞沒有病名，但文獻記載：「腰帶五千錢，腰溶溶如坐水中。」即可想像，腰以下有重著感覺。

將桂枝換人參為四君子湯，將四君子湯的茯苓換成乾薑又變成理中湯丸，由此可見仲景先生用藥靈活縝密。不若現代有些醫家，開方竟可多達十七個方劑，有人請教他的遺方用藥旨意，竟答「不傳之秘」，令人難解！果如此，大家又何須勤讀文獻、醫案、著作？如真是不傳之秘，更應公開其方義，才不枉為仁醫，或將其臨床經驗發表，才能澤被病家。就如我用清震湯治水腦，又天冬、藁本、白芷去黑斑之經驗毫不保留，以免大眾花鉅資治療同樣疾病，甚至看廣告花大錢又未治好，讓人誤解中醫中藥價值。

第12篇

其他類

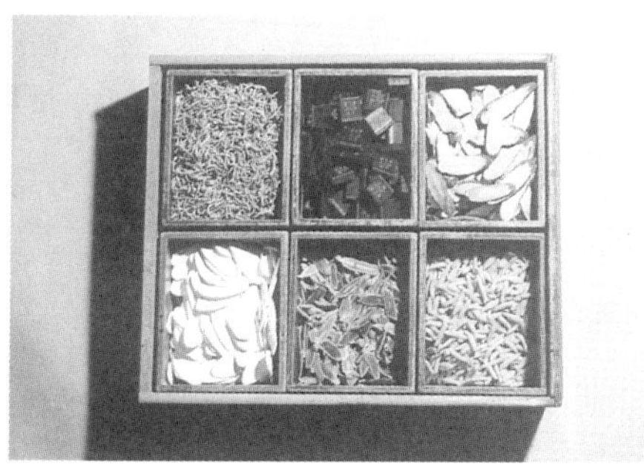

1 五苓散

【出處】

《傷寒論．太陽病上篇》第23條：「中風發熱，六、七日不解而煩，有表裡證，渴欲飲水，水入則吐者，名曰水逆，五苓散主之。」〈太陽病中篇〉第67條：「發汗後，脈浮數，煩渴者，五苓散主之。」〈太陽病中篇〉第99條：「本已下之，故心下痞，與瀉心湯。痞不解，其人渴而口燥煩，小便不利者，五苓散主之。」

【組成】

豬苓十八銖去黑皮、茯苓十八銖、澤瀉一兩六銖、白朮十八銖、桂半兩（桂枝或肉桂均可）。上五味研粉，白飲和方寸匕服之；多飲暖水，汗出癒。白飲即米湯。

概說

銖是計量單位，廿四銖為一兩，十八銖當然不到一兩，澤瀉一兩六銖，應是三十銖。古人所謂「錙銖必較」，就是說比兩還少的都要計較。

本方在《傷寒論》出現三次之多，第一次是〈太陽病上篇〉第23條，原條文：「中風發熱，六、七日不解而煩，有表裡證，渴欲飲水，水入則吐者，名曰水逆，五苓散主之。」可見飲水嘔吐，服本方口含不吐就表示發生療效了。另，〈太陽病中篇〉第67條，原條文：「發汗後，脈浮數，煩渴者，五苓散主之。」此外，瀉心湯類之後第99條有：「本已下之，故心下痞，與瀉心湯。痞不解，其人渴而口燥煩，小便不利者，五苓散主之。」

仲景原條文提到外感嘔吐的原因，是因外感病毒到脾、胃。脾是製造痰的工廠，所謂「脾為生痰之源」，一旦脾胃感染病毒，又飲水，此時三焦失去功能（三焦對照現代醫學是淋巴系統），淋巴系統回流產生障礙，不能通調水道，下輸膀胱，以致飲熱產生排斥、水又沒有去路的情況下，自然會產生嘔吐現象，小便也會不利。

主治病症

1.小便不利

本方內有茯苓、豬苓、澤瀉淡滲之品而利小便。白朮健脾，桂枝可以外解肌表，使體內水液從汗腺發汗，透過表裡雙解的方法，就緩解了身體體腔蓄水現象。小便是透過腎臟過濾後重新吸收，一旦腎功能——含泌尿系統、氣化功能——發生障礙時，也會產生蓄水現象。如果水停在某一部位，營養物質及水份不能供應口腔，導致口渴；而口渴又使病患需大量喝水，小便又不利，惡性循環。透過本方，發汗、利小便，嘔吐及小便不利症狀可緩解。

2.水腫

日本漢方醫家稱「水飲」為水毒。水份佔人

體體重七○～八○％：小嬰兒五公斤，水份約三．五至四公斤；成人五十公斤，水份佔三十五公斤。當上吐下瀉時，容易造成脫水；一旦脫水，容易休克。我們人體如患水飲，即水腫，在肺部是肺積水，肝有腹水，下半身有尿瀦留或下肢水腫，在腦為腦積水或水腦。

明朝御醫李中梓先生認為水飲與心、肺、脾、腎有關：因為心臟衰弱，搏動無力，不能溫陽，會使水氣停留在體內。脾主運化輸布，脾一旦失去輸送能力，也會造成脾性水腫。肺屬金，金生水，肺主清肅，清肅不降易致水液貯留。腎主水，氣化功能不足，泌尿系統就會受影響。所以中醫講的是「整體觀」，絕不偏執而頭痛醫頭、腳痛醫腳。這些症狀，仲景先生稱「水氣」更周延。

某年一位同事湖南人，常在短短幾分鐘內膝蓋嚴重水腫，經四家大醫院的醫師門診，各說各話，甚至有說是「骨癌」，害得這位老同事心驚肉跳，在大醫院住了一個多月，仍查不出原因。

類似這種突然水腫的病症，應與氣化有關。《內經》有云：「膀胱為州都之官，津液藏焉，氣化則能出焉。」用本方豬苓、茯苓淡滲氣化，澤瀉則具利尿效果，加白通草、車前子後，很快獲得緩解。仲景方十棗湯的大戟、芫花、甘遂等，都是強烈利水劑。

3.尿崩消渴

臨床上我看過，因外感或其他因素，一小時內要尿十幾次，與尿道炎、腎臟炎類似。為何五苓散可治小便不利，又可治頻尿？因為仲景方多具雙向作用，腎氣丸也是。故尿太多用五苓散，小便不利也可用五苓散。但現代醫學對小便不利用利尿劑，頻尿用收澀劑，與傳統醫學不同。

4.腎炎

腎臟發炎導致下肢水腫，透過五苓散治療，可很快緩解。

5.急性腸胃炎

一般配合平胃散，稱「胃苓散」。我們在第一篇的「運用要領經驗談」中已提到經方與經方合方、經方與時方的合方，請讀者自行參閱。五苓散的白朮及平胃散的蒼朮，都有強化腸胃吞噬吸附水份的作用，再加桂枝擴張血管強化心臟，茯苓氣化，瀉泄的症狀可緩解。但如「下痢」則用抗病毒的黃芩、黃連、黃柏、大黃等藥。

6.前列腺炎

前列腺在尿道旁，由於忍尿，導致前列腺日漸肥厚，使尿道狹窄。用五苓散加懷牛膝、車前子、冬瓜子、金錢草等消炎、滑竅、利尿之品，效果良好。本方加人參名春澤湯，可增強氣化作用又能生津止渴。

7.陰囊水腫

陰囊腫又稱水疝。依《內經》說明，疝與任脈有關，因為任脈從生殖器經過上齦交。但金大四大家之一的張子和先生認為與肝經有關，因為肝經始於腳大拇趾的大敦，上行環繞陰器最後到乳頭，故有「肝經環繞陰器」之說。只要陰囊腫大，可用五苓散加茵陳的茵陳五苓散，加川楝子、懷牛膝、車前子、金錢草、冬葵子、烏藥，效果很好。

8.肝膽病

加茵陳稱茵陳五苓散，幾乎無往不利。我們用本方治癒肝膽病病案，頗值臨床或學術參考研究，並可評估推廣。

9.水腦

我多年思考開發引用的清震湯（蒼朮、荷葉、升麻）雖只三味藥，但蒼朮能吞噬吸附腦部積水，荷葉上升活血化瘀，再藉升麻的升提解毒，達到治水腦的目的。再配五苓散，效果更佳。

10.小兒黃疸

黃疸實證，即是急性，稱陽黃，如橘子色，用茵陳蒿湯；虛證即陰黃，其色黯沉，則用茵陳五苓散、茵陳理中湯、茵陳四逆湯。並非指數高就要用消炎藥。一位同道疲勞過度，肝膽指數高達二千多，西醫除抗消炎藥，幾乎沒藥，經過月餘靜養指數降到一百多。一般會轉成慢性肝炎，就是虛證。

我們也感佩仲景先生的高明，在《金匱》第十六章〈黃疸篇〉提到：「治黃疸以十八日為期，治之十日以上為難治。」故超過黃金時間十八天，就不易治療了。

2 豬苓湯

【出處】

《傷寒論．陽明病篇》第165條：「若脈浮發熱渴欲飲水，小便不利者，豬苓湯主之……陽明病汗出多而渴者，不可與豬苓湯，以汗多胃中燥，豬苓湯復利其小便故也。」〈少陰篇〉第287條：「少陰病，下利六、七日，咳而嘔渴，心煩不得眠者，豬苓湯主之。」

【組成】

豬苓去皮，茯苓、阿膠、澤瀉、滑石各一兩。

概說

豬苓湯在《傷寒論》出現兩次，一為〈陽明病篇〉第165條，本條文記載症狀很多，但最後有云：「若脈浮發熱渴欲飲水，小便不利者，豬苓湯主之……陽明病汗出多而渴者，不可與豬苓湯，以汗多胃中燥，豬苓湯復利其小便故也。」這段文字，提供我們辨症的要領。第二次出現在〈少陰篇〉第287條，原條文：「少陰病，下利六、七日，咳而嘔渴，心煩不得眠者，豬苓湯主之。」

從〈陽明病篇〉第165條可知，因為陽明病法當多汗，因汗出多，汗多胃就燥，無水不能舟行，乃水涸之小便少，非水蓄之小便不利，如用豬苓湯則利小便而助燥。從〈少陰篇〉第287條可看出是泌尿系統為主的症狀，泌尿系統最嚴重的症狀是腎衰竭的尿毒。

主治病症

1.尿毒、尿道炎、膀胱炎

早在《內經》時代就有尿毒的描述，即「癃閉」。「癃」是指滴滴答答，有殘尿感，以現代醫學名詞而言是前列腺炎及攝護腺肥大，特別一提的是本病只有男性，女性沒有前列腺（攝護腺）。曾有一出版社發行人，赴南部參加學術研討會，竟說回台北後要去醫院檢查是否罹患前列腺肥大疾患。旁人提醒她，女性沒有這些器官，她受此影響，發願回台北要辦一份專業的康健雜誌，未料成為暢銷雜誌。

也曾有一大學系主任，聞父親前列腺肥大手術，趕到醫院在父親脖子上找手術傷口，顯示很多人不知道前列腺的器官位置。前列腺在男性尿道旁，一般是因職業忍尿，或尿道感染導致膨脹，影響排尿功能，久而久之變成纖維化，排尿困難或滴滴答答，並有脹痛感。

「閉」是完全不流暢，也有說「關格」，關格也有指為脈象，或病名或症狀，一詞多義，也如中風，有外感中風，有真中風，我們要多研究老祖宗的智慧。

三陰病都是寒症，就如前面提的「少陰病……心煩不得眠者……」這種症狀是少陰熱飲為病。而飲熱相搏，上攻則影響呼吸系統而咳嗽，中攻則影響脾胃消化系統而嘔吐，下攻則影響大腸系統而腹瀉，熱擾於心，所以會因煩不得眠。所以要用豬苓湯利小便。

豬苓湯與黃連阿膠湯同治心煩不得眠，不同的是黃連阿膠湯以滋陰清火，急救腎陰；豬苓湯則是驅導水邪，從膀胱而去。這二方唯一共同組成是阿膠。

用豬苓湯，取其淡滲利濕，加白茅根、金錢草、玄參、冬瓜子、車前子、懷牛膝等，再加萆薢、玉米鬚，可消炎利尿，又藉萆薢、玉米鬚的分清別濁，使尿素碳（BUN）降低，一般尿毒患者常伴貧血現象，除豬苓湯內有阿膠補血，加雞血藤，可增加血紅素、血小板。

有位李小妹妹出生才十個月，尿素碳70+，肌酐酸（CR）高達7，醫院希望用洗腎方式治療，但來診服用豬苓湯加前述單味藥，尿素碳降到22（正常為20），肌酐酸降到1.8（正常為1.2），主治大夫斬釘截鐵表示，李小妹妹此生之尿素碳、肌酐酸將定位在此數值。約再服月餘豬苓湯加味，尿素碳順利降到18，肌酐酸降到1.2以下。李小妹妹的父親說想質問該主治醫師當初指數定在22、1.8之說法，但又為顧及日後見面，恐不利女兒而作罷。

又有一位楊梅的小男生，尿蛋白異常，已有尿毒出現，其母為他配的藥，上學途中丟入排水溝，不過服了豬苓湯加味後，尿素碳、尿蛋白都正常。最近也有一位國一男生醫囑要換腎，因為尿素碳高達170，肌酐酸高達16，初診祖父母、外祖父母、阿姨們都來陪診，診所空間有限，平日陪診人多，尤其有時一人病，好似全家病，都來陪診而形成擁擠現象，有時會影響我的情緒，尤其家屬問：「服了藥多久會好？」等問題時，我真不知如何回答。

同時很多患者也抱著死馬當活馬醫的想法，往往給我們帶來很大壓力。因為西醫都已說要換腎的嚴重程度，初來診就問我何時痊癒，實在不公平。但有時也要怪我們中醫同道或一些江湖術士，常拍胸脯保證把病治好，讓一些病家誤以為中醫真的無所不能，無病不癒。我只有對患者說自己不過凡夫俗子，盡力而為。這位國中患者尿酸雖未明顯下降，但肌酐酸降到7，也欣慰不已。

也有一位高雄鳥松鄉高二的學生，因感冒及生活飲食不當，造成尿毒、腎功能衰竭，初在高雄看，再來台北某大醫院附設中醫部看。由人介紹來診，拿了該院處方，我看後納悶不已，因為第一方是補陽還五湯，本方是王清任用來治中風的；第二方是獨活寄生湯，本方是萬病回春用來治痺證的；第三方是加味逍遙散，本方是和劑局方，用來清肝理脾，難怪有人會嘲笑中醫。

事實上老祖宗創制這些方劑是經無數人體實驗得來的療效結果，與現代醫學用小白鼠或小白兔做的實驗結果不同的，尤其人與其他動物生命週期就有很大差異，所以遺傳學家至今始終不敢也無法將實驗結果與人做比較。如以世代為週期，人是三十年，果蠅則為七天，難以相提並論。但植物與植物的實驗則不同，尤其水果之改良，幾乎日新月異，目不暇給，僅番茄就有六千多不同品種。

我們的中醫藥則完全是用人體實驗的結果，兩千多年前的豬苓湯，仍適用於今日的「癃閉」證，即尿毒、尿道炎、膀胱炎等症。這位高雄鳥松鄉的高二小男生每次都由母親陪診，面容哀愁，我也介紹他去看高醫中醫部主任劉景昇及張瑞璋、郭勇麟等醫師，他們都是醫術高超、術德兼修的同道，可能似已認同來診而捨近求遠。所幸服藥四星期就漸趨正常。

台灣洗腎人口有五萬多，每次洗腎耗費四千元，一週三次，一個月就要十二次，且只要洗腎就不能停止。從健保局申報費用數億，這只是保守數字，如能透過傳統醫學，必可節省大量醫療資源。

2.香港腳

本病與濕熱有關，人體正常體溫是三六・五℃，飲冰品就容易造成濕，而濕性趨下，留在腳部，加上熱氣炎上，就成香港腳。過去軍中罹患率最高，雖藥膏塗後有效，但復發機率高，所以香港腳要痊癒，必須從燥濕治療。據說有位文學大師罹患香港腳，每次寫作都要人搓揉，越搓揉就越舒服，文思越敏捷，這是癖好。過去也有ＵＵ藥膏，可惜每次廣告選在晚飯播放，著實不雅。

我用豬苓湯加薏仁健脾利溼，懷牛膝引藥下行，連翹清熱解毒，百部殺蟲，車前子利水除濕，有的一劑症緩。不過也有令人費解的病例，陽明山某國小的總務主任，香港腳服前方，很快痊癒，但口腔會出現口臭。我們說替病找出路，豬苓湯加味治香港腳，卻衍生口臭，我至今百思不解，也請教諸多同道，卻無結果，期待有真相大白的一天。

3.腎、膀胱、尿道結石

這些結石常與飲食有關。有人服用含鐵量過多的食物或服藥不當而形成結石，草酸性、磷鈣酸性與食物結合易成結石，有人能自然溶解隨尿排出體外，但有人無法排出。有些結石呈多角型，常造成難以忍受之劇痛。

談到飲食，也與地域有關，我在民國五十五年於台南工作，常到老師家幫忙，發現他家水壺內積存很厚的石灰，重量已超過水壺本體，類此現象難免吃進很多石灰質而結石。現代醫學已進步到用體外震波方式清除，但報導也說要看結石體積形狀，也有可能一粒稍大結石震為碎石，由鈍痛成刺痛或尿血。

我們用豬苓湯、懷牛膝、車前子、雞內金、金錢草、冬葵子、石葦等藥治療，如痛甚加元胡、烏藥。最快的是一位蔡先生，服後二十小時排出，他說在某大醫院處理月餘無效，苦不堪言。但有時巧遇結石出要排出體外不藥而癒之趣事，有一結石患者，到醫院做尿液檢查，拿杯取尿，結石竟順尿而出，免除一場手術之苦。

又有一位師大物理系畢業黃姓男生，對傳統醫學產生興趣，通過檢定考試後，有天其系主任滿頭白髮，問他「何藥可癒？」這位同學給了還少丹，藥未服完，卻尿出一粒結石，系主任好奇結石是否與白髮有關，不過可以肯定的是與腎功能有關。《內經》云：「腎主骨，髓生精，其華在髮。」所以老祖宗告訴我們髮白是因造血量少，致血紅素偏低，白色素偏多，黑色素不足。而還少丹與左歸丸、右歸丸都是從腎氣丸變化而來，還少丹服後，可補充黑色素，白髮可透過補腎方式變黑。

4. 血尿

血尿病因很多：有因外感，即感冒引起，有因飲酒、嗜食辛辣，也有尿毒引發出血，有因結石引起。如因外感引起，可用導赤散，其竹葉清上焦之熱，木通利尿，生地瀉火，甘草梢和中。但木通較苦，口感較差。如尿毒引起則用豬苓湯。

有一報刊的主編，血尿治療長達十三個月，

他說精神幾近崩潰，因為每尿必血，恐懼不已。某泌尿專科醫院診斷為前列腺炎，服抗生素罔效。經人介紹來診，他抱著嘗試心理，十月三十一日來診，開了三帖煎劑，一週科學中藥，只服水藥第一劑頭煎藥，症狀就緩解。藥服完痊癒，至今十餘年未復發。我判斷他因在報社每日作息不正常，且加班熬夜、耗陰，報紙出版前過濾內容，又抽煙導致尿血。我們以豬苓湯加仙鶴草、金錢草、玄參、白茅根、冬葵子、懷牛膝、車前子、石葦治療，效果顯著。

如因結石引發之血尿，除用豬苓湯加味外，要加雞內金。雞內金不管下尿道、膽道、腎臟、膀胱結石都要用。早期鄉下養雞，任其在外覓食，過去野外沙石很多，雞啄食難免吃進沙石，甚或鐵釘、鐵絲，卻不見因此穿孔或流血，即因雞內金內含量豐富酵素，有助於分解食物，所以結石引發血尿要用雞內金。

另可加屬菊科的金錢草，凡菊科都有清熱解毒之效，也是很好的化石草，搭配豬苓湯內的滑石，幫助帶動結石之滑動，而達到引導結石排出體外之效果。徐之材治病十劑——宣、通、補、瀉、輕、重、滑、澀、燥、濕——中就有滑劑，故豬苓湯有滑石，六一散有滑石、甘草組成，道理在此。對尿道障礙，六一散即可，同時六一散對產婦產後有通乳作用。

一般熬夜的人易犯結石，又含鐵食物不可過量，如蘋果、菠菜、豆腐、芭樂、豬肝、葡萄等都應節制。

3 吳茱萸湯

【出處】

《傷寒論・陽明病篇》第190條：「食穀欲嘔，屬陽明，吳茱萸湯主之；得湯反劇者，屬上焦也。」〈少陰篇〉第277條：「少陰病，吐利、手足逆冷、煩躁欲死者，吳茱萸湯主之。」〈厥陰篇〉第341條：「乾嘔、吐涎沫、頭痛者，吳茱萸湯主之。」

【組成】

吳茱萸一升洗、人參三兩、生薑六兩、大棗十二枚。

概說

本方出自〈陽明病篇〉第190條，原條文：「食穀欲嘔，屬陽明，吳茱萸湯主之；得湯反劇者，屬上焦也。」吳茱萸是大熱藥，陽明又是熱證，竟出現在〈陽明病篇〉，我個人認為應屬厥陰或少陰的內容；但照吳謙先生的看法，會出現在〈陽明病篇〉，是因為胃中寒不能納穀而欲嘔。臟腑有寒有熱，所以陽明寒證才用吳茱萸溫中降逆止嘔。

又〈少陰篇〉第277條云：「少陰病，吐利、手足逆冷、煩躁欲死者，吳茱萸湯主之。」本條是指少陰就是心臟功能低弱，無法將營養物質、血液充分送到四肢末端，所以手足逆冷。又因生理上的不舒適，精神情緒坐立不安而「煩躁欲死」。煩是火字邊，表示必有熱象；躁是足字邊，表示坐立不安。少陰病有煩躁，厥陰病也有煩躁；少陰有手腳冰冷，厥陰也有手腳冰冷：這些都是所「合病而證同也」。但少陰的厥冷是微冷，厥陰的厥冷有寒有熱；少陰的煩躁是躁多於煩，厥陰的煩躁是煩多於躁。

少陰病多為「陰盛格陽」，所以用四逆湯的薑、附回陽。厥陰病多「陰盛鬱陽」，所以用吳茱萸的辛烈、迅散以通陽。這是情異治別。在辨證上，少陰的四肢逆冷是心臟血管的問題，臨床上較嚴重；厥陰的冷只到手肘、膝蓋、煩多於躁，不用四逆回陽而用吳茱萸湯通陽。〈厥陰篇〉第341條又有提到：「乾嘔吐涎沫，頭痛者，吳茱萸湯主之。」吳謙先生認為吳茱萸湯是厥陰病的主要用藥。在三陰病的頭痛他是有區隔的，他在批注中提到：「太陰有吐食而無嘔也；少陰有欲吐不吐，咳而嘔也；厥陰之厥而嘔，嘔而吐蚘也。」嚴重時會吐蚘。厥陰為何會乾嘔吐涎沫？主要是厥陰之寒，影響了腸胃系統。

主治病症

1. 產後頭痛

住日本北海道的曾姓女患者，在日本生產。據她說日本產婦沒有坐月子的習俗，因此產後出現頭痛，嚴重時在頭頂正中央囟門部位（剛出生小孩頭頂有縫，能清楚看到跳動）會突起劇痛，在日本就醫未好轉，甚至以為是絕症。經任職於金融機構的同學推薦來治療，我印象中服本方九帖即痊癒。第二胎索性回台灣生育。

另一位住內湖的安徽籍倪老先生，頭痛三十九年，到處尋醫，不知道透過何人關係來診。他告訴我：「只要你念得出的診所醫師，我都看過。」記得當時我讓他服本方，一帖藥才七十元，一個多星期，三十九年宿疾迎刃而解。

另一位金姓湖北同鄉，是我以前同事，頭痛膽結石，我用吳茱萸湯加雞內金、金錢草、川楝子、烏藥，服了藥後症狀緩解。不過這位金姓老同事敘述本方難以入口，我建議他買麥芽糖加入同服。他買了台糖產的，放了半罐，還是覺得很不好吞服。由於多年來我講究用藥的口感，所以除非不得已，才會用此方。

2.打嗝不止

有一籃球國手，身高二〇二公分，由於逆風點菸被煙嗆到，打嗝不停，看西醫診斷為食道與氣管痙攣，服抗痙攣藥無效。我開了吳茱萸湯、芍藥甘草湯三天份，服了一包症狀完全緩解。他總共只付藥費二百一十元，未收診金，醫病雙方都覺得有價值。

打嗝除服藥外，也可配合穴位按摩、針刺。記得翡翠水庫請我演講，來接我的湯小姐，在車上不停打嗝，我問她已幾年，她說前後已六年，也看過很多中醫。我要她手伸直，強力按內關穴，回程路上，她說打嗝已消失。原本由於她不停打嗝，導致結婚六年未生育，我開了當歸芍藥散等方，未久懷孕生了女兒。所以本方「乾嘔吐涎沫」也可適用在打嗝。

3.胃痛

臨床辨證是嘔吐、涎沫多、苔白、脈無力，可用本方加延胡索、川楝子、烏藥止痛，效果很好。

4.胃癌

有一位榮總患者胃癌，我用吳茱萸湯、旋覆

代赭石湯，久無食欲的這位病者食欲大開。不過我囑家屬，突有食欲的人，往往是「除中」，即迴光返照或胃氣將絕之候，要小心護理。

5. 抗衰老

臨床看過整天昏昏沉沉、毫無生氣的。以前我有一同事，很上進，白天上班，晚上又去淡江大學進修，導致上班時無精打采，昏昏欲睡，造成很多困擾。我用強心藥加吳茱萸湯加丹參、遠志、川七，讓血液充分送到大腦，活化腦細胞，症狀就改善。〈少陰篇〉裡面有云「少陰之為病，脈微細，但欲寐」，就是大腦缺氧，當然會昏昏沉沉。少陰病有麻黃附子細辛湯，也是很好的強心藥。只要活化腦細胞，就可減緩衰老。

由於吳茱萸辛熱、口感不佳，幸有人參、大棗降低了辛味；我也常伴黃連炒，以制其熱，「一陰一陽，陰平陽秘，精神乃治」。吳茱萸加黃連就是左金丸，治療肝病肋痛以及嘔吐泛酸效果很好。《金匱要略》十七章〈嘔、吐、噦、下痢篇〉也出現此方，內容與《傷寒論》相同。

〈附錄一〉

《傷寒論》基本藥物

二〇〇五年七月二十四日我曾在台北市的國立師範大學，參加中國臨床醫學會主辦的「海峽兩岸《傷寒論》對談」，大陸的代表是北京中醫藥大學的《傷寒論》專家郝萬山教授，台灣是由本人代表。當時我本有意從「柯琴（韻伯）先生的製方大法」談起，這個課目在中國醫藥大學特考訓練班是八個小時，由我主講，已感時間太短，七月二十四日的演講時間又只有一個多小時，實在很難表達其精義。因為中國醫學從緣起、發展到現在已五千年，要在短短一個多小時談《傷寒》《金匱》，實嫌不足，也強人所難。以下是二〇〇五年十二月十一日在台北市中醫師公會每年所舉辦的資深中醫臨床經驗傳承研討會的演講內容：

首先我從藥物篇依筆畫編輯的第一味藥「人尿」談起。在《傷寒論》方劑中，用到人尿的只有白通加豬膽汁人尿湯，適應的症狀是治療虛寒性的下利。各位可以從《傷寒論》得到一個啟示：中國醫學肯定比西方醫學科學，因為老祖宗在辨證論治時，就能很科學的將「下利」與「下痢」辨別出不同病因與治法。如下痢就可考慮用《傷寒論》的葛根黃芩黃連湯，可以用〈厥陰篇〉的白頭翁湯，也可以用〈合病併病篇〉的黃芩湯這三個方。從這三個方也可知道，黃芩、黃連或黃柏都能對病毒侵襲而致的下痢有清熱解毒的效果。

下利是屬〈三陰病篇〉所列舉的四逆輩中理中湯、四逆湯、白通湯、白通加豬膽汁人尿湯及真武湯等。這些方劑都有乾薑、附子，可以強化人體正氣不足，增強免疫功能的效果。下利就是虛寒的反應症狀之一，四逆輩的組成藥物都具大熱辛熱特性，使虛寒病體得到改善。

寒性體質造成的「下利」，用辛熱的乾薑、附子，是合符了《黃帝內經》正治法的對應治則。但為何用辛熱的乾薑、附子，效果卻不顯著?因為病人出現陰盛格陽的現象，也就是陰寒到了極點，已無法接受陽藥的程度。所以就用豬膽汁及人尿做嚮導，這二味藥，一是苦寒一是鹹寒，做為藥引後，陰寒體質就不再拒絕乾薑、附子等湯藥了。

《黃帝內經》治療原則的正治法，也就是正面治法：寒病用熱藥，熱病用寒藥。例如陽明經病出現的身熱煩渴，目痛鼻乾不得眠，不惡寒反惡熱者；或是陽明腑病出現的潮熱譫語，手足腋下濈然汗出，腹病痛，大便鞕者。在陽明經病用的是白虎湯、白虎加人參湯，內有知母、石膏是寒涼藥；陽明腑病的承氣湯系列，內有大黃、芒硝、枳實也是寒涼藥。像治療陽明熱病用寒涼藥，就是正治法。以寒治熱，以熱治寒，這在《黃帝內經》明白告訴我們辨證論治、遣方用藥要把握的原則。

二〇〇五年十一月二十日，台灣省家庭醫學公會安排我在昆明街一〇〇號十樓台北市中醫醫院「談仲景方在陰虛體質的應用」及「小兒常見的咳嗽用藥」。當時的市立中醫醫院陳院長，也是台灣中醫家庭醫學會理事長說，有醫師臨床竟然開了七個方。我說七個方算少的，貴院還有醫師開十七個方。有人納悶，十七個方的粉劑，如何包裝？卻不知這位開十七個方的老兄，每方開0.5克或1克，以現在粉劑包裝機器，可以包到18克。所以有時聽到開五個方、七個方，甚至十七個方，我只有搖頭嘆氣。

我們不是反對合方使用，而是要有原則與依據。例如仲景的《傷寒論》合方，在麻桂系列有桂麻各半湯、桂二麻一湯、桂二越一湯、葛根湯、小青龍湯、大青龍湯，這是麻桂系列的合方。而桂枝與柴胡的合方有柴胡桂枝湯、柴胡桂枝乾薑湯。桂枝可與承氣合方，如桂枝加芍藥湯再加大黃而成桂枝加大黃湯。柴胡也可與承氣合方，如大柴胡湯、柴胡加芒硝湯、柴胡龍骨牡蠣湯。《傷寒論》中用兩個方的合方，大概只有這些方劑。

在《金匱要略》合方較多，有三個方合方、四個方合方。四個方的典型代表是溫經湯，內有桂枝湯去紅棗，有四物湯沒地黃，有麥門冬湯沒粳米、大棗，有吳茱萸湯去大棗，加阿膠、牡丹皮。各位不可小看溫經湯只有十二味藥，卻是四個方的合方。所以我們並不是反對合方，但一定要合乎原則。而開方多達十七個方，著實不宜，晚輩應多深思。

記得公元二〇〇〇年，在台北市世貿國際會議中心舉辦「紀念仲景二〇〇〇年學術研討會」，邀請海峽兩岸知名學者及醫家共同參與。北京中醫藥大學也派了傅延齡教授等多位學者與會，他們在會中也提出經方與經方合方的運用。（經方與經方、經方與時方、時方與時方合方，請參閱本書第1篇〈仲景方劑解說〉。）

治療原則有正治法，也有反治法，又稱從治法，即熱病用熱藥，寒病用寒藥，從權達變，因勢利導。「從權」也就是「權宜之計」，例如熱病理應用寒藥，但為何用熱藥治熱證？典型的代表方就是東垣先生的滋腎丸，只有知母、黃柏、肉桂三味藥，知母、黃柏是寒藥，為何會用到溫熱的肉桂，就是藉其溫熱擴張腎臟血管的血液回流與水液通透功能。

從東垣先生到現在的年代，已是七百八十年前左右，他就已觀察到肉桂對人體腎臟血液回流、水液通透的作用。這絕不是用與人體基因、染色體差異很大的小白鼠做實驗可以獲致的用藥結論。老祖宗用藥在人體身上，有任何反應症狀出現，都會當面告訴我們，所以我們必須尊重老祖先的智慧，不要輕言批評中醫藥不科學。知母、黃柏是寒藥，加了肉桂作用就不同，又稱反佐法。而仲景先生的白通加豬膽汁人尿湯，可以帶給我們很多啟發。

又例如仲景先生的小青龍加石膏湯，一派熱藥，卻加了一味寒涼的石膏，仲景先生用石膏是病人出現內熱煩躁，就會用解熱退熱的石膏劑。白虎湯、白虎加參湯症，有石膏，不就是出現煩渴、燥熱嗎？一旦內熱解，煩渴就隨之緩解。但四逆輩雖也一派熱藥，文獻醫案卻找不到加石膏，是因為症狀不同使然。可是我臨床上，將乾薑粉用於糖尿病造成壞疽病潰爛的癒合，效果很好，我們有很多實例佐證。但因為乾薑粉吸附壞疽傷口滲液速度很快，有時造成神經收縮而有緊繃痛感，有人就建議我用寒涼藥制熱，結果加了石膏，就沒有上述反應。

各位可能好奇，為何糖尿病造成壞疽病，又稱脫疽病，我還要用乾薑粉！以《傷寒》少陰全篇桃花湯為例，桃花湯是治下利便膿血，組成雖然才三味，製法卻大有學問：先將赤石脂取一斤，用半斤打塊狀，和糯米一升、乾薑一兩同煮至糯米熟去渣，再將另半斤赤石脂研成粉狀，要服的時候再加入赤石脂粉末同服。本方的乾薑劑量是赤石脂的十分之一。為何「下利，便膿血」表示有熱邪，還用乾薑？就是方解所載：「其妙尤在用乾薑少許，其意不在溫，而在散火鬱，借此以開膿血無由而化也！」各位，老祖宗的智慧在兩千年前就如此高明！誰敢再說中醫不科學？

又，我看到許多人在產後開「生化湯」的劑量，也藉此提醒本方用的炮薑炭劑量。傅青主先生，又名傅山，創制本方用的炮薑炭只用五分，是用來「溫散」，絕非桂枝湯、麻黃湯的生薑是用來「發散」，也不是理中四逆輩的乾薑用以「溫中」；但如生化湯用是炮薑炭溫化而非用乾薑二錢、三錢溫中，那就大錯特錯！我們也可從桃花湯的乾薑及生化湯的炮薑炭看出，這味藥對末梢血管具有修護作用，皮膚有潰爛，局部組織出現黑色暗沉，表示血液無法供應到這些局部組織的前提下，用乾薑粉癒合快速。這是反佐法。

《金匱要略》第十二章〈驚悸吐衄下血胸滿瘀血病脈證並治篇〉內有柏葉湯，我們用柏葉較多的是槐花散，因為柏葉清血。《內經》云：「熱傷陽絡則吐衄，熱傷陰絡則便血。」所以病因是熱象，而產生熱象是外感，生活作息的熬夜，造成陰虛產生內熱，或飲食上不知自己體質，任意進補，偏偏冬天猛吃薑母鴨、羊肉爐；吃就罷了，又配上冰啤酒或冰冷飲，結果胃腸在一熱一冷之下，收縮痙攣，反造成內熱存留體內，於是吐血、流鼻血、便血。

「濫補」不宜，某年大陸來十位中醫大學校長，我們在福華飯店招待，有龍蝦、鮑魚，我都夾給鄰座女同道，她問我是否已經吃素了？我的養生很簡便，只要地瓜葉、蘿蔔就滿足，因為地瓜葉可以把小豬養到兩三百公斤，就知其營養成分。蘿蔔行氣消脹，消食化積，都是養生好食材。「冬天蘿蔔夏天薑，不用醫師開處方」，薑有散熱作用，不易傷暑、中暑，很多年輕人喜歡喝冷飲，不散熱，結果容易中暑。「吃蘿蔔喝熱茶，氣得醫生滿地爬」，茶可消脂，養生得宜就不必找醫生。最近幾年流行三伏貼、三陰貼，我都覺得比較複雜。柏葉湯有柏葉、乾薑、馬通汁（白馬尿），又是一味尿，馬尿已不好找，白馬尿更不易找，不妨用人尿取代。

人尿在現代醫學，也是不可或缺的藥材，很多醫院在病人昏迷時，就會用到從人尿萃取的阿摩尼亞，讓病人聞嗅，因為味道濃烈，昏迷病人一聞就會醒了。因此雖已二十一世紀，但早在兩千年前老祖宗就用人尿治危急重症。十餘年前在台灣推行尿療法的就是西醫陳國樑先生，苗栗竹南人，最多時有二十萬人口投入尿療法實驗。到目前為止，國家衛生研究院腫瘤科主任賴基銘先生，在台大醫院看門診時還是常用尿療法抗腫瘤。其兄賴東淵先生是中國醫藥學院藥學研究所畢業，再攻學士後中醫系，畢業後又攻博士班，現任中國醫藥學院教授；另有一兄弟在馬偕醫院，一門三傑。

我曾參加中國時報在新光大樓舉辦的尿療法座談會，場地只能容納三百人，卻來了五百多人，大爆滿。當時八德路台安醫院泌尿科主任許耕榕先生代表西醫，我代表中醫，另有曾文水庫放水站站長陳清泉先生，還有一位中國時報影劇版編輯張小姐，伊令堂因罹患腫瘤，到處尋醫治療，結果她建議母親喝尿，但她母親覺得怪怪的，她說願陪媽媽喝，孝心感人，結果喝出心得。陳清泉先生連這種寒冷天氣都只穿短袖，起初本來一天只喝一次，後來增加到每餐各一次、一天喝三次，後來覺得既是珍品，結果每尿必喝。他見證舉了十大好處，我記得是：「自己身上尿出，所以零污染；隨身攜帶方便；三是不隨物價波動而漲價……」且是急救的好藥材。

不過我至今不敢喝尿，因為我總認為有些怪怪的，且可取代的藥材很多。例如有人治結石，用蚯蚓加冰糖，蚯蚓分泌黏液後，喝下黏液可藉「滑可去著」效果排出結石，但我還是不會喝。就如至今我不敢吃榴槤，總覺得味如香港腳，心理障礙不易突破。不知各位是否注意到，禽類如雞、鴨、鵝邊吃邊拉大便不成形反而不臭，成長特別快；而四足的獸類如牛、羊、豬、貓、狗大便較成形，味較重，就是食後即便或宿便、便秘的差別。榴槤熱性，怪味重，排便矢氣味重，我認為未必對人體有益，即便有益，我也認為有可替代的食品或水果，就如人尿一樣。

談人尿，就是讓各位了解《黃帝內經》的治方大法，如果能掌握《內經》精髓，再善用仲景方，就如神來之筆，順手可寫可畫。有位台南病患，中風送某大醫院，正常人腦內壓是17，患者高達50，所以昏迷。結果台南的學員鄭清海醫師掌握黃金時段，來電問我如何治療。我以《內經》「病在上，取在下」的治則，即「上病下治」，只服一天藥，由50降到40，第二天由40降到34，第三天由40降至18。結果醫院未顧及腦內壓降、血壓就降的道理，見其血壓降，就用升壓藥，第五天病人就不幸往生。

談到這裡也讓我們想起清華大學前校長沈君山先生，今年八月二度中風，住新竹馬偕醫院，可能考慮想住台大，各種設備較齊全，透過關係住進台大後，某日血壓只有80／40，醫院很緊張，準備用升壓藥。但因沈先生第一次中風時，對醫學、保健已有心得，囑醫院不急用藥。他了解如血壓升高，自然會出現某些症狀，因為沒有高血壓或任何不適症狀，故請院方稍安勿躁。第二天才發現是血壓計故障。如不明就理或自己沒經驗，讓醫院用了升壓藥，沈先生的病情恐不樂觀。

搶救的黃金時段很重要。學員鄭清海先生尊翁十一月曾小中風，也掌握了黃金時段。我用桃核承氣湯、柴胡龍骨牡蠣湯，服後次日，因驗血、驗尿時發現尿路感染，我即囑，去柴胡龍骨牡蠣湯，改豬苓湯，加車前子、白茅根、金錢草，第三天尿路感染痊癒，第五天就出院。前後不到一週，若純以西醫治療，恐怕沒這麼快。

用仲景方對危急重症就有明顯效果。有位季先生車禍昏迷住台大，他姐姐是我們學生，第一時間來診所，我以開竅醒腦、活血化瘀藥，醒腦藥最有效的是麝香，但價貴非一般人能負擔。結果服了藥，當日就能用手摸鼻子，台大醫師嚇一跳，因為表示運動神經已經恢復。後來配合針灸用藥，現在的季先生完全看不出車禍後遺症，包括開過腦。

談人尿，也順便提到上述的經驗，提供各位參考。

第二味藥是人參，因為貴重，而且我不想藉此為藥廠廣告，很多病人說「我好虛！」期待我們開人參，但我們還是要辨證才用藥。就如很多病人要治白髮，期待我們開何首烏，殊不知何首烏與大黃同屬蓼科，而治白髮最有效的是旱蓮草，屬菊科，其汁如墨，故又稱墨旱蓮。如要治白髮，可開旱蓮草、雞血藤、阿膠、紫草、茜草。用何首烏過重反易腹瀉，因為它與大黃同科。大黃黃連瀉心湯的大黃就是先用開水浸泡，如浸泡時間短可健胃，但浸泡時間長就可瀉下，黃芩、黃連、黃柏亦同。

有人不懂藥理，滿臉痤瘡，以為黃連清熱解毒可治痤瘡或便秘，到藥房一買就是五百顆膠囊，結果服後嚴重便秘。其實黃連是瀉中焦火，而便秘是大腸火；病位不同，黃連在方劑上都運用在拉肚子、腹瀉用的，因此以為黃連性寒治便秘，就大錯特錯了。例如大黃黃連瀉心湯、附子瀉心湯、甘草瀉心湯、半夏瀉心湯、生薑瀉心湯、黃連湯、乾薑芩連人參湯都有黃連，所以瀉心湯全都用在臨床上有腹瀉症狀。

另有「痞」症即上下不通症狀，是由外感引起腸胃蠕動不良，也是用瀉心湯。因為黃芩、黃連、大黃可以幫助大腸蠕動，但用的是半夏瀉心湯，本方沒有白朮，有白朮就有理中湯架構，卻用了人參，就是靠人參補氣，加速大腸蠕動，因此瀉心湯都用來治下利。

我常談到某些方劑的組成，內心就萌生一股民族自尊與自傲的心情，情緒也為之高漲。因為西醫常自以為是的宣稱「大腸癌常轉移肺或肺癌會轉移到大腸」的新發現，卻不知我們中華民族的老祖先早在二千五百年前就已創造出「肺與大腸相表裡」的偉大理論，所以臨床上看到肺癌轉移到大腸就沒什麼好訝異的。偏偏中醫常被西醫批判不科學時，我們又不敢提證反駁。

《難經》更不可思議，有一難問到「為何心、肺獨在膈上？」而不像其他如肝膽、腸胃、腎膀胱之組合，獨心、肺在膈上？而大小腸又在下？《難經》就解釋大腸主排泄穢物，從穀道肛門而出，如從上則從口出，就不符生理衛生。所以二千年前《難經》就已發現人體結構的生理功能。而結胸症就是治療虛證所致的便秘，大陷胸湯、大陷胸丸都如此。例如大陷胸湯用大黃、芒硝、甘遂，尤其是大結胸的大陷胸丸，還加了葶藶子、杏仁，是入肺的藥。但大家可別小看小陷胸湯只有黃連、半夏、栝蔞實三味藥，其中半夏，栝蔞實都是入肺藥，半夏有燥濕功能，與白朮機轉類似。〈風濕病篇〉有桂枝附子湯，臨床上告訴我們，「如果大便便秘，可加白朮」。白朮燥濕作用在腸胃，桂枝附子湯治便秘，如加白朮，應更無法排便；但我們臨床發現，白朮燥濕，加了桂枝辛溫，附子大熱膨脹了腸管後，便秘就緩解，風濕也緩解。就類似小陷胸湯半夏與栝蔞的作用機轉。

尤其是栝蔞實，有滑著作用。各位回家到廚房試削葫蘆，削皮時會拿不住，因為滑來滑去，栝蔞就是葫蘆科，葫蘆科的苦瓜、天花粉都可降血糖，尤其單一味白色煮飯花根，構樹根加雞血藤、牛膝、桂枝降三酸苷油脂、膽固醇，效果很好。這些都是先父生前常用的方藥。就以降血糖的單味藥白色煮飯花根來說，我如研粉裝膠囊治療，一天份收一百五十元，一點不為過。但我不喜沽名釣譽，且錢財乃身外之物。

今天大會安排的時間其實很有限，我很想將

自己臨床心得與大家共同分享，因為大家雖然很努力，也很用心，但我希望要能活學活用，追求完美，更應有承先啟後的精神。張仲景先生是河南南陽人，我們客家人多從中原河南避禍到粵、台，是不是我祖先已無從查證，但我認為發揚仲景先生學術思想是我的責任，所以二〇〇六年年初會有我口述整理的一〇一醫案約二十萬字，分第一、二輯出版，年中有一百三十萬字《傷寒大論壇》出版，這些都是我多年的臨床經驗，整理出版的目的不外就是承先啟後，繼往開來的責任感，請各位拭目以待。

問：煮飯花根如何製劑入藥？

答：去頭研生粉末，每服四兩，加排骨燉，口感較好。

問：年紀大，子宮下垂如何治？

答：灸百會穴，因為病在下取之上，灸百會對脫肛、胃下垂、子宮下垂有效；但灸百會會掉髮，可配合六味地黃丸滋陰治療。

問：仲景方可否治肝膿瘍？或其他腫瘤病？

答：茵陳蒿湯可治肝硬化、猛爆型肝炎；茵陳五苓散可治肝硬化、腹水。

（★本演講時間：二〇〇五年十二月十一日，地點：台大醫院景福館）

〈附錄二〉

仲景方用治腫瘤方劑

針對同道提問「是否可用仲景方治療腫瘤病？」因當時時間有限，我藉此篇補充說明。只要能舉出病名，就可以在仲景方找到合適的方劑。

由於近年臨床發現，腫瘤病患日益增加，令人怵目驚心，且病名種類千奇百怪，有些症狀也很奇特。我認為患者大量增加原因不外：一、大環境之空氣污染、食品污染、水污染、蔬菜殘留農藥、牲畜飼料污染。二、工作環境壓力日增、工作時間過長、緊張焦慮引發大腦細胞變異。三、飲食含抗生素、荷爾蒙沉澱於食物，致腦細胞病變。

以下我依腦部及五臟順序逐一說明介紹。

一、腦腫瘤：曾有一小患者，僅國小一年級腦部就開了四次刀；交通部也有一高級幹部連開三次刀。臨床上我們看過腦瘤而失去平衡感，也就是「頭眩身瞤動，振振欲擗地者」。另有在腦幹部位，生命中樞，不能輕易動刀的；有視神經中樞造成視窗狹窄的。一般我們會用真武湯，眼部的加眼科藥。因為真武湯的附子有強心作用。另加活血化瘀藥，常有意想不到的效果。

二、肝膽系統：可選用柴胡系列或茵陳系列。臨床出現肝、膽、胰臟腫瘤的病患數量也很驚人，有人說「肝病是兩岸中國人的國病」，一點都不為過。我們考量其主要原因與生活方式有密切關係，由於我們華人用筷子，對政府推動公筷母匙，除大餐廳有人服務外，其他都日久頑生，因此肝病傳染迅速。另外是「過勞死」。中國人是勤勞的民族，日出即開始工作，入夜加班到九點、十點才回家的大有人在，體力、腦力透支嚴重。《內經》有云：「肝為將軍之官，肝為罷極之本。」肝喜條達，只要過度疲勞，最先受影響的是肝臟，肝臟不能獲得舒暢，疲勞加壓抑鬱卒，肝功能就會受影響，甚至硬化，或長腫瘤引發食道靜脈曲張。

針對不同症狀，用柴胡系列的大柴胡湯、小柴胡湯、四逆散或茵陳系列的茵陳蒿湯、茵陳五苓散，加活血化瘀、行氣消脹藥，常收理想療效。有一林姓建築師，由學員梁惠生推薦來診，經我們用前述系列用藥後，本已是危急重症病情，很快化險為夷，到處宣揚他生命是我撿回，恩同再造，有今天活著的林某某是我所賜。

三、心臟：有一林姓學員岳父，民國十三年生，在九十三年春節前後，因兩根心血管阻塞，在某大醫院開刀。完成第一條血管手術時，血液突從口腔噴出，醫院立即停止第二條血管手術。當時林姓學員正在診所，立即帶四逆散加活血化瘀藥及仙鶴草、藕節等讓其岳父服用，五天即出院回家療養，續服兩三週後，回醫院複診，阻塞的另一條竟已能通，現常做方城之戰。同事朋友罹心臟病，親友告訴內人，他的病是我治好的，並送二罈我配方的益壽酒。

很多一出生就心臟病，包括室中膈缺損、心臟瓣膜閉鎖不全，常有胸悶、胸痛、呼吸困難、心律不整等症狀，可選用木防己湯、炙甘草湯治療。某年我在社會大學上課，每週要來回台北、台中、高雄，在高雄有一患者因心臟病變伴血壓不穩、胸悶、胸痛、呼吸困難，我用木防己湯加味，一週藥服完，依我處方在高雄地區購藥，竟買不到木防己湯。特交代其弟坐飛機來我診所，希望我讓他六瓶，以當時價錢，每瓶二百元，總共花費一千兩百元，比機票便宜。我囑他向藥廠建議在南部銷售。木防己湯出自《金匱・痰飲篇》，內有桂枝可擴張血管，人參補氣，木防利水，石膏清熱，組成簡單。一般我加白芨、柏子仁，效果驚人。

四、脾胃系統：《內經》有云「脾統血」，是指脾負責分配血液、輸送血液。當血小板降低，要考慮脾是否異常，統籌分配功能是否失衡？我們曾舉一位小學五年級小弟弟，脾臟較同齡大一倍，大家可參考。我們用健脾散結軟堅、活血化瘀法，讓他回復正常，連永和耕莘都納悶好奇，只可惜現代醫學不願對傳統醫學治療法做進一步研究探討。

長期營養不足，也會造成水腫、脾腫大。據報導，中國文革期間因食物嚴重缺乏，饑餓死亡的超過四千萬人；處於半饑餓狀態有六千萬出現嚴重水腫。報導中又指出，這些人只用高營養的米糠就治好。人類真是萬物之靈，只可惜因為口感，將米糠拿去餵牲畜，牲畜反而肥壯。

脾胃系統的腫瘤，用理中湯或四逆輩的方劑治療。因為茯苓、白朮、人參都有健脾補氣效果。談脾胃系統，如以廣義範圍而言，大小腸、肝、膽、胰臟皆包括在內，例如嚴重腹瀉或大腸急躁症，一緊張大便就日行數十次，都屬脾胃範疇。民國八十二年三月一日我在台東關山健康講座、義診，有位李姓患者從民國三十八年到八十二年，四十多年期間，每天至少要上六次廁所。長期腹瀉造成營養流失，形體消瘦疲弱，也因隨時要上廁所，不敢出遠門，只能在花東一帶生活行動。我開了健脾利濕藥治療，是否痊癒我未追蹤。

另一位童先生，六十多歲，從民國八十六年開始腹瀉到九十二年，嚴重時每天廿次，曾服類固醇，降到每天六次。我給予理中湯、四逆輩、赤石脂餘禹糧湯治療，效果很好。

這裡我補充仲景先生二千年前就有的獨特思想，就是服了健運脾胃的藥，仍復利不止，但當利其小便。我們人體的水份，除了從皮膚汗孔排出外，多隨尿液、糞便排出體外，如水份滲透到腸管，就會影響尿液排出。一個人每天從大腸排便廿多次，應考慮使水份從清道出，濁道水份自然減少。但前提是「利」或「痢」：「利」只需利小便，「痢」則用殺菌抗毒消炎法。我們利小便用豬苓湯、五苓散、茵陳五苓散加車前子、金錢草、白通草、木通，都有明顯利尿效果。只要水份從清道排出，濁道水份減少後，就不腹瀉。這種方法比起現代醫學只用止瀉劑方法高明。童先生治療後，由每天六次降至四次、二次、一次，最後大便成形，顏色呈橙黃色，喜悅至極。

有位郵局局長，十八年前因每天排便夾雜膿血惡臭，經某大教學醫院診斷為直腸癌，要求切除。但患者堅持服中藥，我以桃花湯、柏葉湯治療，治療八年痊癒，到上個月滿十年，活得好好的。這也是仲景方的效果。

五、肺系統：肺癌已被衛生署列為癌症榜首，最重要的病因應與現在大環境污染有關。氣體在體內交換，就只靠肺葉一張一合；一旦受影響，就出現咳嗽或氣喘，引起積水。根據台北市政府報導，氣管病變兒童多達幾十萬。除了空氣影響外，和速食文化的冰品飲料造成氣管病變也有關。

我們對氣喘實熱用麻杏甘石湯，虛寒用小青龍湯。另外是抽煙或二手煙致癌、肺氣腫的。根據統計，抽煙族不管抽煙時間長短，即便戒除，晚年都會出現肺氣腫。針對肺氣腫，可用小青龍加石膏湯、越婢加朮湯。

因為心、肺位置相近，肺葉對外界空氣氣體交換靠心氣加以協助，一旦出現肺積水，可用木防己湯、葶藶大棗瀉肺湯。肺癌、膿瘍，急性用葶藶大棗瀉肺湯，慢性用桔梗湯。很多患者不做化、放療，一樣維持相當品質的生活。另外，明朝喻嘉言從仲景先生的炙甘草湯化裁而成的清燥救肺湯，對肺燥也有潤肺滋潤作用。如乾咳加貝母、紫菀、款冬花；如肺腺癌加活血化瘀藥，效果良好。

有位蔣女士接受我建議未做化療，已經八年病情控制良好。有一次將近三個月未來診，其後來診時問我：「您知道這段時間我去哪嗎？」原來她參加愛之船十八天旅遊，長期時間旅遊要有相當體力；她還在福建廈門住了一段時間，享受清靜環境與清新空氣，病情也控制得很好。另一位陳姓女士，醫院診斷為肺癌。我以仲景方配清燥救肺湯，我印象中只服了四週的藥，腫瘤就消失。這位患者交代我，別讓其他人知道她曾罹肺腫瘤。我們會謹守職業道德，不像某些政客為選舉而洩露對手病歷。

六、腎系統：根據衛生單位報導，台灣洗腎病患每年已超過四萬人。根據馬偕醫院統計，民國七十四年統計有一百四十人次，到八十二年成長為一萬多人次，增加近百倍。到目前為止，仍未聽說腎功能病變透過現代醫學用血液透析治療好的；且一旦洗腎，幾乎終身洗腎，每週一至三次，周而復始。耗費時間、金錢不說，也給患者健康帶來嚴重威脅。

罹患腎病變的原因，大都與飲食有關，如膏粱厚味、人工甘味、色素，都會造成腎臟負荷。我們曾看過因外感，服二次西藥體重就增加十七公斤。另一位三歲小孩，服藥二天沒尿液。可能因為西藥是人工合成化學藥物有關，肝臟最先受害，但受害最重的是腎，因為水份靠腎臟過濾。另一原因是「過勞」，「腎為作強之官」，作強就是過度耗損體力，日久免疫系統功能低落，腎病症候群就出現，如尿毒病也是癌的一種，都依賴透析法。

所幸現代醫學發明腹膜透析法，可免去醫院之苦，但還是困擾患者。我親外甥是台中大里仁愛醫院腎臟病科主任，我誠懇建議他不要輕易叫患者洗腎，他也本良知道德，業績雖不佳，卻可免病患洗腎之苦。只要尿素氮（BUN）及肌酐酸（CR）在可控制範圍，都不應輕易洗腎。（尿素氮正常值20，肌酐酸正常值1.2）

我們對尿毒會用豬苓湯、五苓散、腎氣丸（《金匱》）加川萆薢、金錢草、玉米鬚、白茅根、冬瓜子消炎、解毒、排膿。因為已洗腎患者會出現貧血，所以用豬苓湯，內有阿膠可補血。另加雞血藤、旱蓮草，可達補血效果。《金匱》腎氣丸、豬苓湯除治腎衰竭，也治腎膿瘍。

多年前雲林刺桐鄉有位老太太左右兩腎膿瘍，某大醫院認為已八十多歲高齡，不適開刀，改以引流方式，效果不佳，家屬都已備好後事，棺木也買了。經用腎氣丸、豬苓湯及薛立齋先生的仙方活命飲加活血化瘀藥，腎膿瘍消褪，傷口癒合，順利出院，活到九十多，無疾而終。我與家屬都很欣慰其治療過程的配合。

除了前面談到的大環境的空氣污染、食物污染、水質污染、用藥不當外，腫瘤的病因還有基因遺傳。例如高雄有一張姓家庭，全家罹患骨癌必須骨髓移植。師大某自裁教授，兩個小孩肌肉萎縮，應該也屬於遺傳。也有免疫系統功能問題；現代醫學對找不出病因的大部歸咎為免疫功能低下。也有感冒演變成血液病，因為感冒是濾過性病毒，破壞了血液，使白血球、血紅素、血小板過低或過高，甚至降到零。另有紅斑性狼瘡也是棘手的疾病。

但近年我發現很多是因大環境經濟情況不佳，低收入時代造成生活壓力加重，為增加收入，為升學考試，提高學歷爭取更好待遇，造成虛勞即正氣虛衰，病邪入侵常一病不起。某電子業集團負責人夫妻勤儉刻苦，好不容易成就了事業，卻因年輕時累積之虛勞而罹患腫瘤，即使用貴重的紫杉醇也難挽回寶貴生命。這些案例都是「過勞死」，我們不能不謹慎。

治療腫瘤過程，依傳統醫學法則，用方都有活血化瘀藥，在《傷寒論》裡有桃核承氣湯、抵當湯、抵當丸。桃核承氣湯是建立在三承氣湯的調胃承氣湯基礎上。調胃承氣湯有大黃、芒硝、甘草，桃核承氣湯則加桃仁、桂枝，都是活血化瘀藥。桃核承氣湯能改善血液障礙，治大腦蜘蛛網膜下腔出血，還能治前列腺炎、眼病變、牙病變與尿道狹窄。

彰化二林有位林姓患者，在某大醫院做過四次尿道擴張術，療效不佳。我們用核桃承氣湯合豬苓湯加車前子、冬葵子、烏藥、木香，尿量很快速增加。另有高姓患者前列腺開刀後導致排尿障礙，尿量少，也用前方，立即獲得改善。除用於前述疾病外，還可治「胎死腹中」，用桃核承氣湯加行氣藥，可排除乾淨。仲景在桃核承氣湯原條文中有「其人如狂」，即指熱性痛引發所謂「如狂」；另有現代醫學所稱產後憂鬱症，例如想生男卻生女，不能如願，精神崩潰致使其人如狂。

抵當丸可將骨盆惡血或將血栓化解，故可用於月經閉滯，或因血液循環障礙引起精神分裂演變成其人發狂，其原因在於瘀血造成大腦中樞神經病變。桃核承氣湯是治「其人如狂」，本方則治「其人發狂」，故發狂較如狂嚴重。對狂症，《黃帝內經》會用鐵落，我們知道，血液中含有很多鐵的成分，治療精神分裂，必然選擇作用在血分的方藥，而抵當湯、抵當丸及承氣湯的組成，都有含活血化瘀成分的藥。

《金匱・瘧病篇》有鱉甲煎圓，原條文為：「病瘧以月一日發，當以十五日癒；設不瘥，當月盡解；如其不瘥，當云何？師曰：此結為癥瘕，名曰瘧母，急治之，宜鱉甲煎圓。」吳謙先生註解特別提到瘧邪不衰，與病體之氣血痰飲病變轉結為癥瘕，就是瘧母。換言之，最後會變成腫瘤。本方組成共廿三味，建立在桂枝湯、小柴胡湯、桃核承氣湯的架構。鱉甲可軟堅散結。

《傷寒論・壞病篇》對活血化瘀有很實用的柴胡加龍骨牡蠣湯，內有大黃、鉛丹、桂枝，常用於治療腦血管病變，包括蜘蛛網下腔出血、精神分裂。牡蠣也可軟堅散結，療效是有目共睹的。傷寒方大約就是桃核承氣湯、抵當湯、抵當丸三方。

蟲類藥有鼠婦、䗪蟲、蜂巢、蜣螂，與大黃䗪蟲丸不相上下。由於仲景善用蟲類的藥物，啟發了後代人用蟲類的藥材。依章次公說法，蟲藥善竄，意指很多蟲類無孔不入。如腦瘤長於腦幹，西醫不輕動，但用蟲類到達病位，可減輕手術後遺症。前中國醫藥大學教授王逸之先生在其所著《金匱博詁》中提到本方可治肝腫瘤，我則較不喜歡用動物藥。有年一位學生希望我到榮總治療其非洲肯亞發病的劉姓親戚，因我電話了解患者血液變化，並已演變成腫瘤末期，預後不良，用鱉甲煎圓也難救治而婉拒。

《金匱・血痺虛勞病篇》的大黃䗪蟲丸，也是活血化瘀方，我在多次演講中提過，本方水蛭有人體腐屍味，難以入口，常有中風患者病癒八、九分，就因口感而放棄治療。

《金匱・瘡癰腸癰浸淫篇》有大黃牡丹湯，是治盲腸急性發炎癰瘍。現代醫學也有過人之處，對盲腸炎，外科手術只需一天就可出院，我們很佩服。但我們傳統醫學對慢性已成膿瘍，是用附子薏苡敗醬散，因為附子可以止痛，薏苡仁有燥濕治痺作用，敗醬草則是消炎排膿藥。急性則是用大黃牡丹湯，方劑中的大黃、牡丹皮、芒硝都是活血化瘀藥。曾有一位新埔工專學生被診斷為闌尾炎，白血球一萬多，服本方，效果明顯。本篇還有王不留行散，王不留行、芍藥可活血化瘀。

《金匱・婦人妊娠病篇》的當歸芍藥散，仲景先生認為「婦人懷妊，腹中疼痛，當歸芍藥散主之。」本方是四物湯去熟地，保留川芎、當歸、芍藥三味可活血化瘀，加五苓散的澤瀉、茯苓、白朮利水藥，對現代女性喜飲冰品造成瘀血、痰飲，尤對面色黧黑、體形肥胖者有減輕體重的效果。

枳實芍藥散雖只有二味，但枳實有破氣作用，破氣就能活血化瘀，也可用治腫瘤。下瘀血湯的原條文「師曰：產婦腹痛，法當以枳實芍藥散。假令不癒者，此為腹中有乾血著臍下，宜下瘀血湯主之，亦主經水不利。」腹中乾血，經水不利，都是血瘀。本方類大黃蟅蟲丸但僅用大黃、桃仁、蟅蟲三味，活血化瘀之效不下大黃蟅蟲丸。程林在《集注》中提到：蟅蟲主開血閉，大黃主攻瘀血，桃仁主破死血，因此也可治腫瘤。

同一篇還有桂枝茯苓丸，是我常用方，因為從組成可知方藥溫和。原條文：「婦人宿有癥病，經斷未及三月，而得漏下不止、胎動在臍上者，為癥痼害。……當下其癥，桂枝茯苓丸主之。」這「癥痼害」就是腫瘤病。

曾有一位服務於婦幼醫院護理工作的患者，子宮有大小不等的肌瘤十餘個，大的有十公分，有兩位婦產科醫師肯定告訴她這輩子不能懷孕。但經調理不但懷孕，我還繼續用桂枝茯苓丸化瘀安胎。後來用剖腹生產，並請醫院同時取掉肌瘤，卻發現與組織密合，無法摘除而放棄；但產後檢查，已縮小一大半。

王逸之教授在他的《金匱博詁》一書中特別呼籲不要相信《內經》「有故無殞，亦無殞也」這句話；我卻寧可相信《內經》老祖宗「字字珠璣，句句金言」的珍貴資產。

《金匱‧婦人雜病篇》的溫經湯也是我的常用方。本方註解特別提到月經過多可用溫經湯，月經量少不孕症也可用溫經湯。本方在仲景方中是經方與經方合方的典型：有四物湯去地黃，保留當歸、川芎、芍藥；桂枝湯去大棗，保留桂枝、芍藥、甘草、生薑；麥門冬湯去粳米、大棗，保留麥冬、人參、半夏、甘草；有吳茱萸湯去大棗，保留吳茱萸、人參、生薑。即吳茱萸湯四分之三、麥門冬湯六分之四，加牡丹皮、阿膠。用於活血化瘀的有川芎、當歸、白芍、丹皮、桂枝，本方雖是四個方組成，但只有十二味，不若有些人一開就數十味藥。

同篇還有土瓜根散、大黃甘遂湯、紅藍花酒，都有活血化瘀之效。紅藍花酒僅紅花一味。紅花有川紅花，有股腥味，屬菊科，多用於外用藥洗方；最好的是鳶尾科的西藏紅花，但西藏紅花極少，價格昂貴，因此不能與其他藥同煎，要用燒開一百度的開水沖泡，如煎煮不當，則浪費。《本草備要》提到紅花少量活血，大量則破血。因此雖然是同方，但甲醫開方效如桴鼓，乙醫卻未收效，關鍵在劑量拿捏。所以臨床經驗非常重要。

仲景可說是開創活血化瘀治方的始祖，直到清末，傳統醫學外科第一位解剖專家王清任（勳臣）先生，繼仲景而善用活血化瘀治病。他的思想著重在人體發病病因在血液循環障礙，大腦部位用補陽還五湯，全身疼痛用身痛逐瘀湯，心血管病變用血府逐瘀湯，上下橫膈膜用膈下逐瘀湯，少腹肚臍下腔包括生殖系統用少腹逐瘀湯。每方都有桃仁、紅花，後代潤腸丸也師法其組方原則。我們只要掌握仲景思想，善用經方，化裁對治療腫瘤，必有良好療效。

〈附錄三〉

仲景方在陰虛體質的應用

《傷寒論》淵源於《黃帝內經》，《內經・素問》第三十一章「熱病論」開宗明義提到「傷寒皆熱病之屬也」，可知傷寒都在熱性病範疇。而傷寒外感不外「風、暑、濕、燥、寒、火」為病因。熱性病容易耗陰，因此從陰虛證型可以了解。而傷寒最多是亡陽，從〈太陽病篇〉就有四逆湯症狀，四逆湯對亡陽導致心臟衰竭就很好用。

我在接到主辦單位演講通知後，就開始將仲景方用藥分類，先整理陰藥部分。第一味是芍藥，我要說明芍藥是屬於斂陰藥。我們說到亡陽休克會導致心臟衰竭，是因為汗液水份流失嚴重所致，因此治療上要儘速收斂水份，不再從汗孔流失。同理，傷寒外感出汗，用桂枝系列止汗。桂枝湯系列有二十幾方，都用到芍藥，連小青龍湯都有芍藥，我為什麼特別強調芍藥？是因為很多人誤以為它歸類在陰藥，就以為有補陰滋陰效果，其實芍藥作用在斂陰。白虎系列的知母才是滋陰藥。

中國醫藥大學李世滄教授所著的《常用方劑簡介》二五二個方後面，舉了很多「藥對」，例如知母、黃柏，荊芥、防風，羌活、獨活，柴胡、前胡。又有「藥隊」，出自清朝江涵暾《筆花醫鏡》，依五臟六腑病位，有不同「藥隊」治療，大家不妨抽空研讀。

知母、黃柏固是藥對，但仲景先生卻很少同

用。黃柏用在梔子系列的梔子柏皮湯及白頭翁湯較多。知母、黃柏同用的代表是知柏八味丸，創制本方的是唐朝王冰先生，又名啟玄子，當過官，職官名太僕。

《內經素問・上古天真論》將偉人區分為至人、真人、聖人、賢人四種。《封神榜》哪吒的師父叫做太乙真人，整部《內經》充滿道家思想。我們很多人可以不認識王冰，卻不能忘記他有兩句傳世名言：「益火之原以消陰翳，用桂附地黃丸；壯水之主以制陽光，用知柏地黃丸。」但用這兩個方劑，必須具備「尺脈弱者用桂附地黃丸，尺脈旺者用知柏地黃丸」的脈象表現前提，才可使用。儘量不要輕易合方，如要合方，則需謹慎辨證。仲景方也有合方，我在許多場合都已談過，各位可參閱。

東垣先生是實踐仲景方的代表，我們從《醫方集解》及《本草備要》作者汪昂，在書中的「東垣說薑、半為止嘔聖藥……」等辭句，可體認到東垣的思想及用方，多能傳承實踐仲景方的學術思想。事實上薑、半為止嘔聖藥不是東垣說的，而是仲景先生說的，所以我常懷疑汪昂編的書可能是他門下的食客養士所編，因為多有不當之處。又「黃芩、白朮為安胎聖藥」，安胎要分體質，形盛體胖的要用牡蠣散，所謂肥人多痰，瘦人多火，黃芩、白朮就是用在孕婦形瘦多火造成胎動不安症狀。大家要活學活用，不可一味食古不化。這也是汪昂《本草備要》的不當之處。

對孕婦胎動不安、嘔吐等，我常用香砂六君子湯、小柴胡湯，這二方一有白朮另一有黃芩，但針對安胎，嚴格來說，我最喜用的是桑寄生，它不依賴土壤，沒有根部依然能存活，它不僅可安胎，還能治腰痛，有一名方獨活寄生湯即是。談知母，我補充了不少上述資料。

知母、黃柏是藥對，但苦寒藥通常可抑制身體活潑發展，也就是抑制免疫功能升高作用。正常人的血小板是十五到三十萬，有人高達兩百萬，卻沾沾自喜，殊不知這是失常，是太過。我們人體免疫功能過高應用抑制劑，不足則用補益劑。西醫對不足方面用補養藥，但對免疫功能過高卻一籌莫展。而我們中醫對免疫功能不足，就用健脾補氣藥，很快就將白血球升起。有人白血球只五百、七百，醫院用白血球生成劑卻沒效。

對免疫功能過高，用苦寒的大黃、黃芩、黃柏、黃連，就是很好的抑制劑。知母、黃柏也不是滋陰養陰藥。但《刪補名醫方論》第一方獨參湯，同時也介紹了二個方，一是大補丸，大補丸就是黃柏；一方是霹靂散，就是指附子。金元四大家之一朱丹溪先生也有一句名言：「陽常有餘，陰常不足。」就常用滋陰養陰藥，如龜板、鱉甲。但他晚年也常用桂、附。「覺昨非而今是」，故每人有不同體質，並非每人都「陽常有餘，陰常不足」。同樣地，有病人一服桂、附就是二十幾年，也是不對，因為沒辨證是屬於真寒假熱或真熱假寒。

麥冬也很好用。麥門冬湯是由白虎加參湯去知母，加竹葉、半夏、麥冬變成竹葉石膏湯，再由竹葉石膏湯去竹葉、石膏加粳米演變而成。很多老師因講課喉嚨沙痖，咽喉不利，有些主管特助，需長期講話而傷到咽喉的，用本方很好。正如《金匱》所謂：「麥門冬湯非半夏之功勞，而是善用麥門冬湯內半夏者的功勞。」麥門冬還具有少見的養肺陰作用。

柴胡系列有一方柴胡桂枝乾薑湯，有牡蠣的軟堅，牡蠣也是很好的養陰滋陰藥。還有一味栝蔞屬葫蘆科的藥，都可以養陰滋陰，栝蔞常與葛根同用。葛根湯、桂枝加葛根湯、桂枝加栝蔞湯，有稱桂枝栝蔞湯。但葛根不是養陰滋陰，而是升陽藥，升發陽明胃氣，只有清陽一升，口渴就緩解，也可用石斛。

在《傷寒論》中最能養陰，滋陰最周延的代表方是炙甘草湯，也是屬於桂枝系列。本方是桂枝湯去芍加生地、阿膠、火麻仁，也有麥門冬湯、四物湯的架構，對癌末化療、放療，造成的正氣不足，也就是好細胞與壞細胞兩敗俱傷的後遺症，用炙甘草湯就是滋陰養陰的代表方。中國醫藥學院研究所博士班鄭永裕君的碩士論文即以沙參麥冬湯治療癌末化療、放療，效果很好，也是採用滋陰養陰法。我從不曾用過半枝蓮、百花蛇舌草等抗癌藥。一般菊科植物有清熱解毒作用。我有一位住板橋的楊姓女病患，咽喉癌化放療過後五年咽喉部有如火燃燒灼熱感，我以清燥救肺湯治療效果顯著，也是滋陰養陰法。

我們一般人讀了汪昂的《本草備要》，就不再看其他藥物書籍，其實《本草逢源》作者張石頑先生（又叫張璐、張路玉）也是傷寒名人，他提到「津液枯槁之人，要預防二便秘澀」。有兩個特殊病例與各位分享，一是江姓小女生，服了兩天感冒藥完全沒尿液，另一位服感冒藥兩次，體重上升十七公斤，都是傷到新陳代謝的腎臟，無法排尿，瀦在全身。因此津液枯槁之人一定要防止便秘或小便減少，因為人體一發燒，水份就蒸發；水份不足，尿液就少，或便秘。所以他說生地、麥冬能幫助膀胱之化源，前陰與後陰是有互相影響的關係。

有一小患者，感冒腹瀉住醫院兩週，燒未退，大家很緊張。很多人以為感冒腹瀉就給止瀉劑，雖止瀉卻忽略病毒跑到生殖器，致發燒一月不退，最後才發現生殖器感染。最近也有一位二歲多的侯姓小朋友，口腔潰爛，上吐下瀉起皮疹，送醫院急診。像這種證型的用藥是葛根芩連湯最適宜，但小患者才兩歲，要他服本方，確實強人所難。我就改變另一個口感較好的甘露飲加生地、玄參、金銀花、連翹、葛根。結果一包藥，症狀緩解，口腔潰爛則用冰硼散。所以說，麥冬、生地幫助排便，如加玄參就是《溫病條辨》的增液湯。火麻仁、阿膠幫助大腸枯竭。

我常告訴同學及患者，便秘不宜輕率用承氣湯，因為大黃久服會造成腸管呆滯，所以為了維護腸管胃壁，多吃膠質食材，動物的有阿膠、豬皮，植物的有秋葵，都是滑滑黏黏，潤腸通便，不要輕易藉助大黃、芒硝之劑。一根秋葵可抵一個雞蛋營養，秋葵與向日葵不同科屬，向日葵屬菊科，據說現在已有人研究從向日葵提煉能源，就如巴西用甘蔗提煉酒精替代石油。秋葵屬錦葵科，花大又有多種顏色，從園藝角度看非常亮麗，可做觀賞之用。

火麻仁、阿膠可用於「每致陰竭津枯，救陰退陽之藥」。另外柯韻伯先生在《傷寒附翼》提到「尺以中虛脈結脈代」，用生地為君，麥冬為臣，峻補真陰，是已開後學滋陰之路，阿膠補血，酸棗仁安神（但本方無此藥），所以提到滋陰補陰最完整的方，就是炙甘草湯。

提到炙甘草湯，我透露臨床經驗，用本方可養顏美容，治更年期症候群，也用治於皮膚粗糙，有除皺作用。由於本方滋陰養陰，所以後代有的文獻提出可治療肺結核，因為肺結核就是肺陰虛所致。

在甘草系列，還有麥芽糖，即飴糖，是組成小建中湯的藥物之一。我們有兩個病例，一是屏東科技大學獸醫系畢業者，右髖關節腫瘤開刀後，竟然因積水、積血紅腫，某大醫院建議他再開刀，否則用針筒將患部積液抽出，不論哪種方式危險性都甚高，故來找我看診。

我以小建中湯加牛膝、丹參、薏仁、澤蘭，服藥三週積液腫脹全消。回醫院複診，主治醫師告訴他：積液看起來雖然已消褪，但很難判斷，癌細胞是否擴散或轉移其他部位或器官。一個準備高考的人，聽到癌細胞擴散或轉移，內心惶恐可想而知！所以第一年差四分落榜。後來他直接找該院醫檢師檢查，醫檢師告訴他，完全看不出任何地方有癌細胞。所以小建中湯是很好的強壯劑，對一些骨癌患者，我會以小建中湯治療。我內人一位同事的孫子到瑞士留學，腿疾，當地醫師告訴他一輩子不會好，可能會瘸腿。回來後我以小建中湯及自己開發的加味四妙散治療，效果也很好。隔年娶了一位日本籍女子，在台北華泰舉行婚禮。

烏梅丸的黃柏、黃連也不是滋陰養陰的藥。蜜煎導法的蜜是滋陰養陰的藥，可以滋潤肛門，將糞便排出。

豬苓湯的阿膠滋陰養陰，滑石雖不滋陰，但符合徐之材十劑之「滑可去著」原理，配合豬苓、澤瀉、茯苓達到治病效果。臨床上治療尿毒效果很好。因為尿毒患者很多都伴有貧血現象。「腎主骨」，骨髓又是造血單位，由於腎病變，含尿毒，都影響骨髓造血，且尿毒症患者多貧血、缺氧而面色黧黑，因此治療尿毒用豬苓湯的同時，我會用雞血藤、旱蓮草，增加補血功能。雖然有人用黃耆、當歸，但我認為這二味藥辛溫，尤其有外感時，用歸、耆補血對尿毒患者未必合適；但是旱蓮草、雞血藤、阿膠有滋陰養陰之效。

麻黃升麻湯是傷寒難得由十四味組成的方劑，但本方也針對部位之不同，兵分二路治療：肚臍以上用桂枝湯，肚臍以下用白虎湯架構；又有理中湯架構，因為有上熱下寒症狀。上熱一般會用寒涼藥，下寒用辛溫藥（理中湯是代表方），但偏偏用藥後喉嚨又痛，因為有白朮、乾薑燥熱，所以效果有限。日前有一位梁同學問道，有人上寒下熱，喉嚨只要一受風就不舒服，下熱症者較少，有人冬天氣溫十度上身緊蓋被子，下身的腳卻有如火灼要伸出被子外，梁同學問上寒可用小青龍、苓桂朮甘、玉屏風散，但下熱怎麼治。我說：「如伸出被子外面不感冒，只要他舒服就好，又何必吃藥！」

麻黃升麻湯是對上熱下寒吐膿血的。我也同意柯琴先生認為本方非出自仲景本人的方劑，應屬後人所製作，因為本方有理中湯，一派熱藥加石膏，是否妥當值得討論；但並不是說熱藥一定不能加石膏，例如《金匱・肺痿肺癰篇》，小青龍加石膏湯也是有石膏，但本方加石膏之機轉用意必定是因為有內熱煩躁。因為仲景先生用石膏原則是體內有大熱，例如大青龍湯症，因為已有高燒煩躁現象。本方的萎蕤就是玉竹，對消穀善飢的患者，湯劑用五錢，科學中藥用一克，效果很好。黃精也同效。天冬、麥冬同屬百合科，含豐富醣類。

豬膚湯就是豬皮湯。少陰病提到下利咽痛，

胸滿煩躁可常吃豬膚湯，可見豬皮就是滋陰藥。早期沒有洋菜，而食材要成果凍狀，用豬膚熬成膏狀後，加入其他食材，就是美味可口的冷凍小菜。我常開玩笑說，冬天夜半聽到街上賣麵茶的，可能讀過仲景的書，因為他們也用豬油炒米麩，很香，又有取暖溫飽感。所以我們可以用豬皮熬的湯汁，加豬油、芝麻，與炒米研磨的粉同服，對為了準備考試熬夜的人，有很好的滋陰養陰作用。豬皮也有養顏美容作用，早期民社黨的一位元老監察委員，快滿百歲，臉上幾乎沒有皺紋，就是常常吃豬皮。

白頭翁湯的黃柏苦寒，協同知母是陰藥，但作用是補腎水，與知柏地黃丸之作用相同。東垣先生的通關丸——又稱滋腎丸——用的知母、黃柏，也是補腎水，劑量很重，用到二兩，但加了少量肉桂反佐的藥，藉其溫熱擴張血管，使腎臟血液、水液達到通透功能。肉桂在本方反佐，類似白通加豬膽汁人尿湯的人尿是滋陰養陰藥，豬膽汁是苦寒藥，不是滋陰養陰藥。所以為什麼至今還有病人喝自己尿的尿療法，但尿不可有尿毒、尿蛋白高、尿道感染、經血等前提，才可用尿療。曾文水庫放水站站長陳清泉喝了二十年。

傷寒方養陰滋陰代表方，只有炙甘草湯。在單味藥中出現最多的芍藥，只是斂陰，至於黃柏，如協同知母同用，就有養陰作用，否則只是苦寒藥而已。在《金匱要略》中，用於養陰滋陰的藥比較多，葛根湯、白虎湯前面已談過，不再詳述。我們先從百合地黃湯談起，本方所有的藥都是滋陰藥。很多人為什麼會睡不著？因為精神處於亢奮狀態下，也就是陽太盛，所以百合地黃湯就是滋陰養陰補陰的方劑。我也常用本方治療憂鬱、躁鬱、失眠，因為百合有安神作用，地黃含鐵，麥冬、元參都對神經修護精神安定有良好作用，因此療效很好。

升麻鱉甲煎，用升麻的方有兩個，一是在〈百合狐惑陰陽毒病脈證並治篇〉的本方，主要是針對陰陽毒病。升麻是很好的解毒劑，到東垣先生的時代變成升提藥，其實會誤導後人。因為補中益氣湯，即使無升麻也有黃耆、黨參、柴胡等升提藥，不能因為補中益氣湯中有升麻，就將升麻歸類為升提藥。而《金匱》的陰陽毒病是用升麻鱉甲湯治療，就已很明顯告訴我們，升麻是解毒的。

朱丹溪先生是仲景之後最善用催吐法的醫家，很多孕婦臨產前無法排尿，稱「婦人轉胞，不得尿」，書上告訴我們服腎氣丸或補中益氣湯，但我臨床上曾用補中益氣湯治一病例，服了九帖，孕婦仍無排尿，用了腎氣丸才好轉。張子和先生用的是催吐法，重用升麻，一引吐胎兒位置上升，膀胱不再受壓迫，就可排尿；但用此法要藝高人膽大，否則產生副作用，反不利孕婦。

升麻鱉甲湯的鱉甲是養陰藥，但價貴，且炮製不良會有腥味，口感不好。臨床上，婦女更年期會有陰虛內熱現象，鱉甲滋陰效果最好。前面提到的《筆花醫鏡》作者江涵暾先生的月華丸就是婦科藥，女孩子月經與月亮、海水潮汐變化有關，所以生理期又稱月信，另外有薯蕷丸，都可滋陰養陰。鱉甲還有軟堅散結作用，我們治療肝硬化用鱉甲，是取其軟堅散結之功，《本草》稱鱉甲治瘧母、癥瘕。癥瘕就是腫塊，炮製鱉甲的煅灶灰、牡蠣、元參也可軟堅。鱉甲煎圓的阿膠、蜂巢、牡丹皮都有滋陰作用。烏頭湯都是溫熱藥。桂枝芍藥知母湯的芍藥斂陰，知母滋陰。小建中湯的飴糖，前面已介紹。黃耆建中湯亦同。

腎氣丸有丹皮、地黃、山茱萸是陰藥，淮山是健脾藥，也可列為滋陰養陰藥。丹皮是瀉血中伏火，與地骨皮不同，有汗骨蒸用丹皮，無汗之骨蒸用地骨皮，肺結核就是骨蒸，一定要用滋陰養陰藥。現代人雖營養充足，但仍有肺結核病例。丹皮、地骨皮就用來治肺結核，但只是陰藥。芍藥與牡丹皮同屬毛茛科，一是多年生草本，一是屬小灌木，仍有區別。

酸棗仁湯的酸棗仁滋陰養陰可養心血，有安神助眠作用，屬鼠李科。知母已詳述。用本方要建立在「虛勞虛煩不得眠」，也就是因虛勞過度的疲累引起的。很多準備升高中、升大學，課業繁重的學生，從學校到補習班，又從補習班回到家，看書就趴在書桌睡著。一個人體力的負荷是六小時，超過六小時就倦怠，效果有限，因此這些學生常因虛勞而失眠，可用酸棗仁湯。我個人較喜歡用百合地黃湯、甘麥大棗湯、溫膽湯、柴胡系列的方。

薯蕷丸是由三個方組成：養陰的生地、麥門冬、阿膠。麥門冬湯屬白虎湯系列，有養陰滋陰作用。皂筴圓，養陰的是蜂蜜，用棗膏和服，但棗膏辛溫健脾，不是滋陰藥。小青龍加石膏湯的石膏養陰。桂枝加桂湯、奔豚湯的芍藥斂陰。栝蔞薤白白酒湯、栝蔞薤白半夏湯的栝蔞屬葫蘆科，葫蘆科植物有滋陰養陰作用。

黃土湯的阿膠、生地是滋陰藥。但本方有附子，就讓人對仲景先生又起肅敬之意，因為本方治先便後血的遠血，〈少陰篇〉的桃花湯、柏葉湯也是治下利便膿血，方內也有乾薑、附子，都是大燥大熱之品，經我臨床用藥經驗體認，原來乾薑對末梢血管破裂之出血有修護作用。台北三芝郵局一位王姓患者，便膿血八年，西醫要切除直腸，我以桃花湯架構用藥，血止住了。所以乾薑、附子不僅內服有修護作用，外用也可收斂傷口止血。

一位翁姓患者兩大腿內側脛骨潰爛，西醫診斷為雷諾氏症候群。我除了給予當歸四逆湯內服之外，潰爛傷口就用乾薑粉，結果收斂太快，傷口反有緊繃感，有人建議我加石膏，一陰一陽陰平陽秘，精神乃治，患者傷口就不致收斂太過而不適。我已忘記誰建議我加石膏，我在此向這位高人致謝！如他出面，我一定面謝，並宣揚他的獨到見解。

黃土湯治遠血，但加了溫熱藥，應該是著眼患者冬天腸胃容易痙攣，微血管較脆弱因而破裂，就解黑便，我們用附子可以使腸胃血管免於破裂出血，而一旦出血，又有阿膠止血，生地涼血止血，黃芩清熱，達到治療的目的。

重慶南路靠廈門街口的一寺廟有一位九十多歲老先生，每年冬天要掛急診。因為他年輕時胃部開刀，傷口一到冬天就破裂，就解黑便。所以對這類患者，除了黃土湯外，我會用理中湯、當歸四逆湯，因為這些方內的附子、乾薑，對末梢血管破裂有修補作用。

一般出血症狀，應該用治療血液病的止血藥，《內經》告訴我們，「熱傷陽絡則吐衄，熱傷陰絡則便血」。《內經》也告訴我們以熱藥治寒病，以寒藥治熱病，這是正治法。寒病用白虎系列或熱病用熱藥，就是反佐法。

白頭翁湯在《傷寒論》是治療裡急後重，又稱滯下，排便不順。在《金匱要略》是治療婦人產後便秘，有白頭翁加甘草阿膠湯，本方的組成是白頭翁、甘草、阿膠各二兩，秦皮、黃連、柏皮各三兩。金元四大家有張子和、朱丹溪兩派不同意見。丹溪先生認為產後不能當實證治療，子和先生認為產後不能當虛證治療，角度不同。

原來子和先生善用汗吐下法，他認為產婦惡露不盡，一定要用失笑散、佛手散或其他活血化瘀方法去惡露；丹溪先生認為產後因失血過多，就應當虛證治療。所以治病過程中，治療原則理論，往往會影響我們用正治法、反治法還是反佐法。但可確定的是「惡露不盡」不能當虛證用補益法，否則一定會發生問題。

桂枝茯苓丸是治療「婦人宿有癥病，經斷未及三月，而得漏下不止，胎動在臍上者，為癥痼害。」癥痼就是腫瘤病，在現代醫學認為婦人懷孕有腫瘤病，胎兒一定不保；但老祖宗兩千年前就告訴我們，「妳懷妳的孕，我用桂枝茯苓丸處理我的腫瘤病！」《內經》：「有故無殞，亦無殞也！」就指兩者不相衝突。因為「癥病懷胎，雖有漏血不止，皆癥痼之害，非胎動胎漏之證，下其癥痼，妊娠自安。」

中國醫藥學院內科學王逸之教授在其所著《金匱博詁》中提到，不要相信「有故無殞，亦無殞也」這句話。但我很幸運處理過陽明醫院蘇姓護士，子宮有十餘顆腫瘤，最大十公分。醫院婦產科主任告訴她，此生不可能懷孕，結果在八十六年初懷孕，十月十八日剖腹產，生了一個男寶寶，從懷孕開始，我就用桂枝茯苓丸治療肌瘤及安胎。

我曾在中醫師公會《中醫論叢》發表桂枝茯苓丸臨床運用，因為我還是相信《內經》的話。理論上孕婦不適用天南星科的半夏，但治妊娠嘔吐的小柴胡湯就有半夏、生薑用來止嘔。只要炮製正確，不會傷到胎兒。一位羅醫師說用當歸芍藥散、桂枝茯苓丸治宮肌瘤，效果有限，我說本方要長期服用，才有顯效。

芎歸膠艾湯的阿膠、熟地是滋陰藥，去膠、艾、乾地換熟地，就是四物湯。我不用四物湯，卻天天開四物湯的川芎、當歸組成的佛手散，就如同丹溪先生的越鞠丸，我取其川芎、神麴來用，消食鬱去血瘀，惠而不費。

當歸貝母苦參丸的貝母屬百合科，凡百合科如麥冬、天冬、百合等都可滋陰，唯一例外是蘆薈，能緩泄不能滋陰。

溫經湯是由桂枝湯、四物湯、麥門冬湯、吳茱萸湯組成的，阿膠、地黃、麥冬、丹皮皆可滋陰。

《金匱要略》除了第一章〈臟腑經略先後辨證篇〉內容之外，第二章起都是各論，每一症狀會提供一至三個方。所以讀《金匱要略》有很多好處，雖然經過了兩千年，但一症一方、一症二方或一症三方，提供我們臨床上運用，仍然很有效。即便已到二十一世紀，如善用仲景方，療效佳的比例可達九成，甚至會用敢用可達九成九。

例如〈痰飲篇〉的己椒藶黃圓，我用過一次，患者是大名鼎鼎的甘偉松先生，他畢業於大陸中央大學，好學上進，收錄台灣實用藥物學五百餘種，在中國醫藥學院任藥學教授，晚年因住附設醫院，剛好我到學校，他們介紹我去看甘老，我就用了己椒藶黃圓，據稱服後吐出一大盆痰，家屬都嚇壞了。他的腳一隻正常有彈性，另一隻像香蕉樹的主幹腫脹無彈性。中國醫藥學院創校以來，大概只有我開過己椒藶黃圓。

所以仲景方端看我們敢不敢用，就如大黃甘遂湯，本方甘草、甘遂同用，在十八反十九畏歌括中，提到甘草反甘遂、大戟、芫花，半夏、貝母、白歛、白芨不能與烏頭同用。只能說仲景先生藝高人膽大，用相反的藥刺激呼吸道痰飲，達到除痰的目的。

日本一位漢醫吉益東洞先生的女婿，二十出頭出道，治第一個痰飲病就用大黃甘遂湯，病人服後未久而死亡，他把失敗的病例也記載公佈，具有警惕作用，使後來者不會重蹈覆轍。

今天談到這裡，以後有機會再談仲景方在陽虛體質上的應用。謝謝大家！

（★本演講時間：二〇〇五年十一月二十日，地點：台北市市立中醫醫院）